어싱, 생명을 살리는 접속

어싱, 생명을 살리는 접속

맨발 걷기와 어싱의 치유 원리

김상운 지음

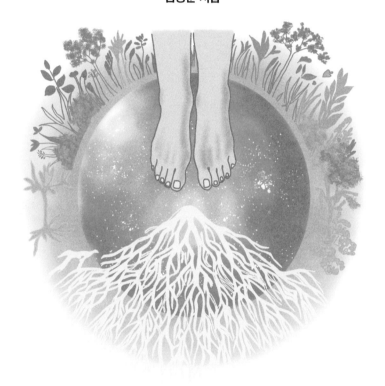

EARTHING

서울셀렉션

스트레스를 덜 받고
삶의 균형을 찾게 해주는 어싱 생활

저는 서양의학을 전공한 의사이며 그중에서도 뇌와 척추의
신경을 수술하는 신경외과의사로 오랫동안 진료해왔습니다.
서양의학을 하는 외과의사는 비정상적인 병소를 제거하고 무
너진 곳을 재건하는 데 목표를 두고 환자를 치료합니다. 내과의
사라면 통계적 정상범위 내로 검사결과를 맞추기 위해 체내물
질을 더하거나 빼내기 위해 노력할 것이고 병균과 병소를 공격
하는 물질을 체내로 주입해서 그 세력과 크기를 줄이려 할 것
입니다.

반면 동양의학은 '조화와 평형 harmony & balance'을 목표로 합니
다. 동양의학에 오랫동안 관심을 지녀온 저로서는 서양의학과

✦

비교되는 동양의학의 핵심은 내가 생존하기 위한 상황을 나와 나를 둘러싼 환경을 서로 적대적 관계에서 대대적對待的 관계로, 다시 말해 상호의존적 관계로 인식하는 데 있습니다.

즉 병을 일으키는 것으로 여기는 내 몸 안의 균이나 병소 제거를 목표하기보다는 균형이 잡히지 않은 내 몸을 나를 둘러싼 주변환경에 맞추어 조화롭게 유지하는 것을 목표로 합니다. 마치 저울의 바늘처럼 평형의 근사치를 향한 지난한 떨림의 과정을 살아 있는 생명체가 지닌 본연의 생명성이라고 보는 것이지요. 이런 관점에서 땅과 인체의 전위(전압의 차)가 같은 동전위同電位를 이루는 것을 목표로 하는 어싱earthing은 동양의학적 생각을 바탕으로 한 것으로도 볼 수 있습니다.

우리가 살고 있는 지구 표면에는 전류가 흐르고 있습니다. 지구가 거대한 자성체(끌어당기는 성질을 가진 물체)이기 때문입니다. 자기장이 있는 곳에는 전류가 흐르고 인체의 고유한 생체전류는 지구 표면의 자기장에 영향을 받지 않을 수 없으니 우리는 항상 지구에 감전되어 있는 상태나 마찬가지입니다.

지구 자기장이 생기는 원인은 지구 내부에서 대류하는 외핵

어싱, 생명을 살리는 접속

과 지구의 자전에 의한 것으로 알려져 있습니다. 참고로 외핵은 액체 상태로 뜨거운 물질은 위로, 차가운 물질은 아래로 움직이는데 이를 대류한다고 합니다. 지구 외핵의 이 같은 대류 현상은 지구를 둘러싼 천체에도 영향을 줍니다. 저는 오래전에 부산에 살면서 광안리 바닷가를 바라보며 이런 의문을 품은 적이 있습니다. 저 거대한 바닷물을 움직이는 힘이 지금 여기 서 있는 나에게도 어떠한 영향을 미치고 있는 것은 아닐까? 단지 내가 느끼지 못할 뿐이지 그 힘은 내게도 똑같이 작용하고 있을 것이라고 생각했습니다.

달의 위치에 따른 인력의 변화가 바다를 끌어당기는 힘으로 나타나며, 그 힘은 지구를 덮고 있는 바다뿐만 아니라 지구 상의 모든 생명체에 똑같이 영향을 미칠 것입니다. 블랙홀을 제외한 모든 천체가 양극성을 띠는 전도체(전기를 통과시키는 물체)라면 지구와 가장 가까이에 있는 달뿐만 아니라 지구를 둘러싼 천체도 지구에 영향을 미치지 않을까요?

질량이 큰 물체가 끌어당기는 힘의 원천이 무엇인지는 분명하지 않으나(상대성 이론에서는 이를 시공간의 휘어짐으로 설명합니

★

다), 중력과 자기력이 모두 거리의 제곱에 반비례하는 점이나 회전체에 의해 생성된 중력장을 자기장과 같은 형태의 방정식으로 기술할 수 있는 점 등으로 미루어보건대 지구 주위의 천체가 지구에 미치는 영향도 전자기력으로 표현할 수 있지 않을까 생각합니다.

비록 지구 자기장이 지구 전체 표면에서 평균 500밀리가우스, 우리나라에서는 대개 400밀리가우스 수준으로 그 세기가 미미해 보이기는 하지만, 지구 상에 발붙이고 있는 다세포 생물의 신경계와 순환계에 하루 24시간 지속적인 영향을 주고 있습니다.

코로나 시대를 겪으며 변종 바이러스 앞에서 무력한 현대의학에 대한 신뢰가 적잖이 무너져 내리기도 했지만, 현대의학은 인류가 겪고 있는 수많은 질병을 치료하는 방법을 이미 정립해 놓았고 과학기술의 진보로 이룩한 생명 연장의 가능성을 실제로 실현하고 있음은 의문의 여지가 없습니다.

하지만 현대의학도 여전히 기능성 질환, 즉 시각적으로 확인하기 어려운 질환에 대해선 딱히 해결책을 내놓지 못하는 경우

어싱, 생명을 살리는 접속

가 많습니다. 문제는 실제 임상에서는 인체의 구조적 변화를 보이는 기질성 질환보다 이런 기능성 질환 환자가 훨씬 더 많다는 데 있습니다. 이른바 미병^{未病} 상태인 기능성 질환의 상당수를 서양의학에서는 흔히 '신경성' 질환으로 진단하며 실제로는 자율신경실조증으로 인한 경우가 많습니다.

자율신경실조증은 교감신경과 부교감신경의 평형이 깨지면서 나타나는 다양한 증상을 말하는데, 제 생각에는 어싱을 통하여 인체가 지구의 표면과 같은 전위를 갖게 되면 교감신경과 부교감신경이 평형을 이루어 안정된 상태를 유지하는 것으로 보입니다.

이 책에서도 언급했듯이, 어싱을 한 후에 타액의 코르티솔이 감소했다면 교감신경의 항진상태가 가라앉고 부교감신경이 활성화되었다는 것을 의미하며, 자율신경이 안정화된 것을 의미하기 때문입니다. 그렇다면 어싱은 자율신경실조증에 탁월한 효과를 나타낼 수 있지 않을까요?

이 책을 읽으며 어싱에 대해 내린 제 나름의 결론은 다음과 같습니다. 동양의학과 서양의학을 통합한 이른바 통합의학적

★

관점에서 표현해 보겠습니다. 인체가 건강하다는 것은 궁극적으로 나를 둘러싼 환경, 즉 지구의 전자기적 흐름과 동조하는 것으로, 이는 내 몸 안의 음과 양이 평형을 이룬 상태입니다. 그리고 교감신경과 부교감신경이 평형을 이룬 상태로, 자율신경이 안정화된 상태라고 할 수 있습니다. 전에는 땅과 맨발로 접촉하여 건강을 회복하려는 노력을 '땅을 밟고 살아가야 한다'는 우리의 경험에서 우러나온 다분히 직관적인 성찰로 받아들였다면, 이 책을 읽은 후에는 통합의학적 시각에서 새롭게 이해할 수 있게 되었습니다.

한편 어싱을 하면 잠이 잘 오는 것은 분명히 송과샘^{pineal gland}의 멜라토닌^{melatonin} 분비와 관련이 있을 것으로 추정합니다. 수면과 각성의 리듬을 조절하는 데 멜라토닌은 절대적인 역할을 하는 것으로 알려져 있기 때문입니다. 송과샘은 우리 뇌의 가장 중심부에 깊숙이 위치한 작은 호르몬 분비기관으로, 솔방울처럼 생겼다고 해서 붙여진 이름입니다.

송과샘에서 주로 분비하는 멜라토닌은 생체시계처럼 우리 몸의 자연적인 리듬을 만들어주는 일주기^{日週期, circardian rhythm}를

어싱, 생명을 살리는 접속

조절하기도 하지만 우리 몸에서 강력한 항염증, 항산화 작용을 하기도 합니다. 다른 세포와 달리 신경세포는 한 번 손상되면 회복이 쉽지 않은데, 글루타티온보다 5배 정도 강력한 것으로 알려진 멜라토닌의 항산화작용은 특히 손상된 신경을 회복하는 데 도움을 줍니다. 또 요즘 치매에 대한 관심이 높아지면서 많이 알려진 해마hippocampus 세포의 괴사를 막는 역할도 하는 것으로 알려져 있습니다.

사실 저의 박사학위 논문이 바로 이 송과샘에 관한 것이어서 어싱이 수면의 질을 개선한다는 내용은 저에게 매우 흥미로운 주제입니다. 저는 오래전부터 제3의 눈the third eye으로 알려진 송과샘의 기능에 깊은 관심을 기울여 아직 의학계의 미개척 분야인 송과샘을 갖고 연구한 적이 있습니다.

어싱이 송과샘에 직접적인 영향을 미치는지는 좀 더 연구해 봐야 한다고 생각합니다. 그렇지만 어싱으로 인해 적혈구 표면의 음전하가 증가하여 그 반발력으로 혈액의 응집과 점도를 감소시키면서 미세혈류microcirculation가 증가한다면 송과샘의 혈류역시 증가할 수 있을 것입니다. 그러므로 증가된 송과샘의 혈류

★

는 송과샘의 기능에 영향을 미칠 것이라는 추론도 가능해집니다. 앞으로 의료계에서도 어싱이 인체에 미치는 연구를 더욱 활발히 전개할 것으로 기대합니다.

이 책을 집필하신 김상운 선생님은 오랫동안 통합의학적 노력을 기울여온 분으로서 이 책에서 어싱의 원리와 방법을 조목조목 설명해주고 있습니다. 또 실내 접지 방법의 오류로 인한 우발적인 사고를 방지하는 대책도 자세히 알려주고 있습니다. 어싱을 새로 시작하는 분은 물론, 이미 맨발 걷기를 하고 계신 분에게도 김상운 선생님의 역저가 훌륭한 안내자의 역할을 하기를 바랍니다.

전주 자인플러스병원 진료원장

박태환

면역력을 올리고
만성질환을 퇴치하는 어싱

오늘날 현대과학의 눈부신 발전과 더불어 우리의 일상생활도 예전에는 상상하지 못할 정도로 편리하게 바뀌었다. 그러나 다른 한편으로는 인류가 살아온 기간과 견주어 너무나 짧은 시간에 급격하게 생활방식이 바뀌었다. 그러다 보니 우리의 몸이 이에 적응하지 못해 많은 사람이 현대의학으로도 고치지 못하는 만성질병을 안고 살아가는 처지가 되었다.

고도로 발달한 현대의학이 이에 제대로 대응하지 못하는 까닭은, 한마디로 인체를 물질적 존재로 보는 관점 때문이다. 인체는 물질만이 아니라 에너지, 즉 기氣와 마음이 중요한 요소로 작용한다. 그런데 현대의학은 물질적 요소만을 고집한다. 이것

★

은 물질론적 세계관이라는 현대과학의 태생적 한계와도 연결되어 있다.

최근 들어 물질주의 세계관의 문제점을 깊이 인식한 다수의 선구자들이 후기물질주의postmaterialsim 세계관을 주창하고 있다. 이러한 관점을 의학에 적용할 때 가장 실질적이면서도 강력한 치유법으로 등장하는 것이 에너지 요법이다.

아이러니하게도 현대의학은 질병을 진단할 때 X선, MRI, 뇌파, 심전도 등 각종 에너지를 측정하는 방법에 의존하면서도 치료는 여전히 물질적 방법인 약제를 주로 사용한다. 그러나 약리물질로 만성 질병을 치유하지 못하고 있는 현실은 물질론적 세계관에 바탕을 둔 치료법이 한계에 도달했음을 보여주는 방증이다.

이와 달리 에너지 요법은 에너지로 인체의 질병을 치유하고자 노력한다. 이의 핵심 원리는 주위 환경과 내부적으로 에너지의 균형을 회복하는 것이다. 이 개념은 동양의학의 핵심 원리이기도 하다.

에너지 요법은 현재의 주류 의학에서 사용하는 주요 치유 방

어싱, 생명을 살리는 접속

법에서 벗어나 있다. 그렇지만 앞서간 선구자들을 포함한 많은 깨인 분들의 노력에 힘입어 조만간에 널리 활용될 것이다.

땅은 음전하가 가득 찬 상태이며 따라서 맨발로 걸으면 어싱의 효과로 인해 항산화 작용에 절대적으로 필요한 음전하를 보충할 수 있다. 자연히 면역력도 덩달아 증가하여 웬만한 기능성 만성질병이 몇 달 만에 치유되는 탁월한 효과를 볼 수 있다.

최근 들어 맨발 걷기로 효과를 본 분들이 늘어나면서 미디어에 맨발 걷기가 자주 소개되자 많은 사람이 직접 실천하면서 그 효과를 누리고 있다. 이러한 맨발 걷기는 대부분 어싱에서 기인한 것으로, 어싱은 천연 에너지 요법이라 할 수 있다.

하지만 불행히도, 이처럼 난치성 질병과 만성질병에 효과가 큰 어싱 에너지 요법을 체계적이고도 과학적으로 설명한 자료는 찾아보기 힘들었다. 그렇기에 풍부한 경험과 다양한 서적 및 관련 논문을 바탕으로 그 작용 기전을 적절하게 요약하여 설명한 이 책은 아주 특별한 의미가 있다.

특히 이론적 측면뿐만 아니라 어싱을 실행하는 방법과 관련하여 논란이 있는 부분을 잘 정리함으로써 많은 분이 실제적인

★

도움을 받을 수 있을 것으로 기대한다. 앞으로 세상의 모든 분들이 어싱을 통해 건강을 회복하고 자연과 교감을 통해 영성을 높여 행복하게 살 수 있기를 기원한다.

한국뉴욕주립대학교 기계공학과 석좌교수

방건웅

땅이 주는 최고의 선물,
어싱으로 내 몸의 자연치유력을 되살려라

저는 건강과 힐링, 영성, 자연치유 분야에 몸담고 있습니다. 건강은 단순히 몸만을 대상으로 해서는 안 됩니다. 온전한 건강은 몸, 마음, 에너지氣, 영혼까지 아우르는 전인全人적인 것으로 이해하고 접근해야 합니다. 인간을 포함한 모든 생명체에는 저절로 낫는 자연치유력이 있습니다. 생명은 무한하고 영원하며 전체성입니다. 생명이 물질에 깃들면 그것은 개체성을 띠는 유한한 생명체가 됩니다. 생명과 생명체는 완전히 다른 개념입니다. 생명체가 스스로를 치유하는 자연치유력은 생명의 힘이 온전히 활동할 때 생깁니다. 어싱은 현대의학적인 치료와 함께 자연요법과 대체요법의 모든 치유법과 치료법들을 아무런 부작용

★

없이 도와주는 땅이 주는 선물입니다.

미국은 현대의학을 보완하는 의미로 '보완대체의학'을 정부 주도에 따라 많은 연구비를 투입하여 발전시키고 있습니다. 여기서 보완대체의학의 분야를 다섯 분야로 나눕니다. 다섯 분야 중 하나가 에너지 치유 분야입니다. 에너지 치유 분야는 다시 두 분야로 나뉩니다.

첫째는 실재하는 에너지 장^{veritable energy field} 분야입니다. 과학적으로 측정하고 증명할 수 있는 에너지 분야입니다. 이를테면 전자기 에너지 의학이 이 분야에 속합니다. 둘째는 과학적(현재 수준의 과학)으로 측정하거나 증명할 수는 없지만 효과가 있다고 추정하는 에너지 장^{putative energy field} 분야입니다. CST요법, 기氣치료법, 레이키요법, 안수요법, 기도요법 등과 같은 분야입니다.

어싱은 땅과 접촉을 통해 인체의 전자기 에너지 생리대사에 작용하는 과정입니다. 전자기 에너지는 과학적으로 그 작용을 측정할 수 있으며 증명 또한 할 수 있습니다. 그래서 어싱은 확증된 에너지 치유 분야에 해당합니다. 어싱은 전자기 에너지 차원에서 심리와 생리에 영향을 미쳐서 몸과 마음의 건강에 많은

어싱, 생명을 살리는 접속

영향을 줍니다. 서양의 많은 연구에 따르면 어싱은 생체 전기적 생리작용의 항상성이 유지되도록 돕습니다. 그리고 전자기 에너지의 핵심 요소인 전자가 인체의 생리에 작용하여 일으키는 심신의 치유를 과학적으로 증명합니다.

필자는 건축물이 사람의 건강과 안녕, 행운에 미치는 영향을 연구하였습니다. 건축의학을 중심 주제로 '치유하는 집에 대한 책'을 저술하기도 했습니다. 이러한 개념을 치유건축이라고 하는데, 예를 들면 전자파로부터 건물을 방어하는 기술 가운데 하나로 어싱을 활용합니다. 2018년도에 인체 어싱의 건강 효과에 대하여 처음 알게 되었는데, 자연의학에 대한 기본 상식을 지닌 저로서는 직관적으로 이것은 맞는 이야기라고 생각했습니다. 그 후 인체 어싱에 대하여 체험하면서 연구를 시작하였고, 그 일환으로 2019년도에 어싱 용품을 만들어서 사업을 하기도 했습니다. 지금은 어싱에 대한 더 깊은 체험과 연구를 진행하며 수년이 흐른 상태입니다.

현재 전국적으로 맨발 걷기 열풍이 이어지고 있습니다. 왜냐하면 맨발로 걸었더니 건강에 큰 도움을 받았다는 사례가 많이

✦

알려지기 시작했기 때문입니다. 걷기와 러닝은 우리 사회에서 이미 일상화된 운동이지만, 인체에 미치는 건강 효과 면에서 맨발 걷기와 비교가 되지 않습니다. 신발을 신고 걷느냐, 벗고 걷느냐는 건강 면에서 엄청난 차이를 만듭니다. 어싱 상태에서 걷느냐 그렇지 않느냐가 이 차이를 만드는 것입니다. 이 때문에 필자는 맨발 걷기가 건강에 미치는 긍정적 효과는 대부분 어싱에서 비롯된다고 결론을 내렸습니다. 현재 전국적인 맨발 걷기 열풍으로 인해 어싱에 대한 관심과 어싱을 실천하는 동호인이 나날이 증가하고 있습니다.

이 책을 집필한 목적은 어싱에 대한 올바른 지식을 알리고, 어싱에 대하여 잘못된 이해를 바로잡고자 함입니다. 더불어 안전하고 효과 좋은 어싱 용품과 그렇지 못한 어싱 용품에 대해서 알리고자 합니다. 이 책이 땅이 주는 치유의 선물인 어싱을 대중화하고 생활 건강법으로 자리매김하는 데 도움이 되기를 희망합니다.

자연치유의 대가이신 허윤경 원장님과 사랑이 넘치는 힐러의 길을 가시는 양지유 원장님께서 물심양면으로 도운 결과 이 책

어싱, 생명을 살리는 접속

의 집필을 무사히 마치게 되었습니다. 두 분께 깊은 감사를 올립니다. 훌륭한 책으로 세상에 나올 수 있도록 해주신 서울셀렉션 대표님과 출판부의 모든 분들께도 진심 어린 감사를 드립니다.

2024년 여름

김상운

제 1 장
어싱이란 맨살과 땅이 만나는 것이다

제 2 장
어싱은 모든 병의 치유를 돕는다

어싱이란
맨살과 땅이
만나는
것이다

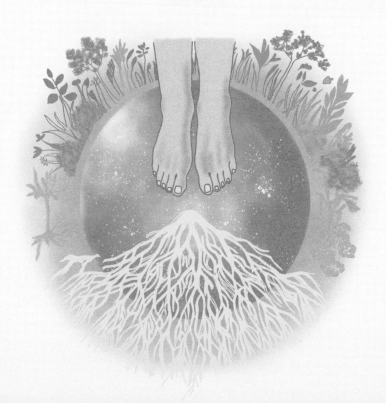

E A R T H I N G

어싱으로 건강을 되찾은
클린턴 오버의 이야기

무언가 가치 있는 것을 찾아 살아야겠다는 삶의 자각

미국인 클린턴 오버^{Clinton Ober, 1944년~}가 어싱 건강법을 공식적
으로 발견하였다. 그는 유선 방송 사업자였으며 미국 최초로 케
이블 TV 망을 이용하여 인터넷에 접속할 수 있는 케이블 모뎀
설치 비즈니스를 통하여 막대한 부를 거머쥐었다.

성공가도를 달리던 1993년 어느 날 세균의 침범으로 간농양
에 걸렸다. 간의 80퍼센트를 손상당하였으며 온몸으로 감염이
퍼져나갔다. 담당 의사는 가망이 없다며 주변 정리를 하라고 한
상태였다. 절망의 날 속에서 또 다른 의사가 제안한 치료법을 통

하여 기적적으로 다시 살아나게 된다.

회복기의 어느 날 아침, 창문 밖의 나무와 하늘이 그날따라 유독 선명하게 보였다. 출세와 성공만을 좇아서 살아온 인생이 허무하고 무가치하게 느껴졌다. 이러한 내적 체험 이후로 그는 '이제부터는 무언가 가치 있는 일을 찾아서 살아야겠다'고 결심한다. 그는 회사와 재산을 모두 처분한다. 그리고 자아와 사명을 찾아서 캠핑카에 몸을 싣고 미국 전역을 떠돌았다. 수년을 떠돌다 서부의 세도나Sedona에서 2년째 거주하였다. 아직 클린턴 오버는 뚜렷한 사명을 찾지 못해 조급했다.

어싱을 하고 나니 잠이 잘 오고 모든 통증이 사라지다

미국의 세도나는 영적인 파워 스폿Power spot으로 전 세계 많은 사람에게 알려진 곳이다. 그래서 영적 수행과 진리 탐구를 위해 찾아오는 관광객이 많다. 오버는 어느 날 세도나의 공원 벤치에 앉아서 각양각색의 관광객을 보고 있었다. 그날따라 유독 관광객들이 신은 신발에 시선이 간 오버는 그들이 신은 신발 밑창이 모두 플라스틱 아니면 고무인 것을 보았다. 그러면서 문득 '밑창

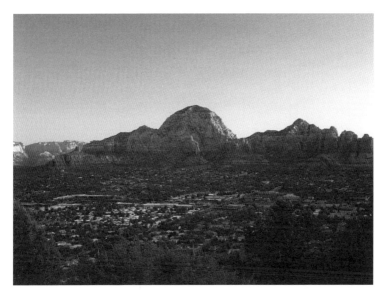

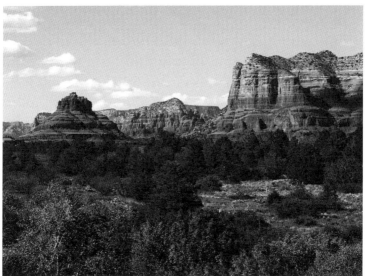

미국의 영적 파워 스폿의 하나인 세도나 전경

이 플라스틱이거나 고무인 신발을 신으면 지표전위^{地表電位}와 절연^{絶緣}돼 땅과 전기적 연결이 끊어진다. 이런 상태는 인체의 정전기 방출을 어렵게 해 건강에 영향을 주지는 않을까?' 하는 영감이 스치고 지나간다.

이러한 영감을 계기로 모종의 아이디어가 떠올랐다. 집으로 돌아온 오버는 자신의 몸을 접지^{接地, earthing, 몸을 땅에 대다}하여 보았다. 그는 염증 약과 수면제를 먹어야 그나마도 힘겹게 잠을 잤는데, 접지 후에는 약과 관계없이 깊은 잠을 자게 된다. 그는 자신의 편안한 수면이 접지와 관련하여 무언가 연관이 있음을 자각하였다. 이 체험 후에 주변 사람들에게도 그들의 몸을 접지하게 하였다. 접지를 체험한 사람들에게 돌아온 반응이 한결같이 놀라웠다. 이를 테면 '잠이 잘 온다', '새벽에 덜 깬다', '통증이 사라졌다', '컨디션이 좋아졌다'와 같았다.

이를 계기로 이후 10여 년 동안 본인과 뜻을 같이하는 전기공학자, 생리학자, 물리학자, 의사와 함께 어싱이 인체에 미치는 영향을 연구하고 임상 결과를 기록하였다. 이러한 기록을 2010년에 "*Earthing: The Most Important Health Discovery Ever*(어싱: 역사상 가장 중요한 건강상의 발견!)"라는 책으로 출간하였다. 이 책은 전 세계 15개국 이상에서 번역되었고 지구촌에 어싱을 알리는 결정적인 역할을 하고 있다. 저명한 심장 전문의이며 의학 박사인 스티븐 시나트라Stephen Sinatra, 자연치유와 대체의학 전문가 마틴 주커Martin Zucker, 오버, 이렇게 세 명이 공동으로 집필하였다. 에너지 의학의 세계적인 석학인 제임스 오슈만James Oschman 박사가 서문을 썼다.

우리나라에서는 히어나우시스템 출판사에서《어싱: 땅과의 접촉이 치유한다》는 책으로 2011년에 출간되었다. 오버는 어싱의 효과를 발견하여 지구촌에 알린 최초의 공로자이고 선구자이다. 어싱을 통하여 건강을 되찾고 유지하는 사람들은 오버의 영감 어린 노력과 연구에 감사할 일이다.

필자는 치유건축을 연구하며 실내 전자파를 제거하는 방법으로 건축 어싱에 대해 알고 있었다. 그러다가 어싱을 인체에도 적용한다는 오버의 연구를 보고 어싱 건강법에 입문하였다. 자연의학을 연구하는 입장에서 이 자리를 빌려서 깊은 감사를 전한다.

인류는 예부터
어싱의 효과를 알고 있었다

동서양에서는 어싱을 통해 몸과 마음의 안정을 찾았다

오버가 어싱 건강법을 발견하기 전에도 땅과 접촉하는 것이 건강에 유익하다는 지적이 있었다. 노르웨이의 나이 지긋한 경험 많은 목수들은 젊은 목수들에게, '힘든 목수 생활에서 건강을 유지하려면 매일 아침 촉촉한 대지를 맨발로 걸어라'고 조언한다. 그러면 노동으로 생기는 쑤시고 결리는 증상들이 낫는다고 한다.

노동자는 노동으로 인한 근육의 염증이 통증의 주요 원인인데 이러한 염증이 어싱을 통하여 사라지는 것이다. 마른 땅보다

어싱, 생명을 살리는 접속

는 촉촉한 땅이 수분으로 인하여 전자 전도성이 좋아서 어싱의 효과가 올라간다.

인도의 옛날 왕들은 건강을 위하여 침대에 가느다란 동선銅線을 망으로 엮어서 깔고 땅과 연결하여 사용했다는 기록이 있다. 요가나 기공과 같은 고대 수련법을 가르치는 일부 지도자들은 모든 운동은 맨발로 땅을 밟으며 할 것을 권장한다.

19세기 후반, 독일에서 일어난 '자연으로 돌아가자'는 운동은 따뜻한 날은 물론 추운 날씨에도 맨발로 야외에서 생활하도록 권장했다. 그러나 필자는 추운 날에는 맨발로 걷는 것에 반대한다. 차가운 냉기가 발로 들어오기 때문이다. 몸에 냉기가 들어오면 자칫 큰 병에 걸릴 수도 있다.

에너지 의학의 선구자 중 한 사람인 미국인 의사 조지 화이트George Starr White는 1929년에 출간한《진단 및 치료에 있어서 더 섬세한 자연의 힘The Finer Forces of Nature in Diagnosis and Therapy》이라는 책에서 다음과 같이 기술한다.

"나는 몇몇 사람들에게서 수도관, 가스관, 라디에이터 관에 연결된 구리선을 통하여 신체를 땅과 연결하지 않으면, 제대로 잠을 잘 수 없다는 의견을 받았다. 그래서 인체가 접지된 상태에서의 수면 습관을 조사하였다. 사람들에게 가스관이나 라디에이터 파이프에 구리선을 연결하여 본인들의 몸을 접지하도록 하였다."

화이트는 이러한 접지 기술을 사용하여 사람들을 지도하였고, 이 책에서는 그들의 몸이 얼마나 건강해졌는지와 수면의 질이 얼마나 좋아졌는지를 보고한다. 가스 파이프나 라디에이터 파이프는 모두 맨땅에 묻혀 있는 상태다. 그렇기 때문에 이러한 파이프에 구리선을 연결하면 접지가 이루어진다. 아마도 사람들은 땅과 신체적으로 접촉을 하면 몸과 마음이 건강해지고 안정되는 것을 본능적으로 알았을 것이다.

아메리칸인디언 문화에도 땅과 접촉하면 몸이 건강해진다는 믿음이 있다. 인디언 장로들은 대대로 내려오는 자신들의 전통에 따라 어싱이 다음과 같은 효과를 발휘한다고 믿는다.

"맨땅에 닿는 것이 피부에 좋았고, 노인들은 모카신을 벗고 신성한 대지를 맨발로 걷는 것을 좋아했다. 그들은 어머니의 힘에 가까이 다가가는 느낌으로 땅에 앉았다. 흙은 진정, 강화, 정화, 치유의 효과가 있다."

필자는 20여 년 전쯤《내 영혼이 따뜻했던 날들》이라는 책을 읽은 적이 있다. 인디언들의 지혜와 영성에 관한 책으로 세계적인 베스트셀러이다. 국내에서는 지금도 출간되고 있다. 아메리칸인디언 부족 중 하나인 체로키족의 어린 아이 '리틀 트리Little Tree'가 어린 시절 부모를 떠나 할아버지와 할머니 손에 자라게 되는데, 인디언의 문화와 풍습, 지혜를 성인이 되어 되돌아보면서 그 가치를 재발견한다는 내용이다. 책의 영어 원제목은 "The Education of Litte Tree"이다.

책 내용 중에는 다음과 같은 일화가 나온다. 소년의 할아버지가 방울뱀에게 물려서 응급 처치를 했는데도 쇼크가 와서 인사불성이 된다. 소년의 할머니는 땅 구덩이를 팠다. 그리고 자신도 알몸이고 할아버지도 알몸인 상태로 함께 구덩이에 들어가서 나뭇가지를 덮고 하룻밤을 지새운다. 다음 날 할아버지는 멀쩡하게 기운을 차리고 일어난다.

이러한 효과는 어싱의 치유 원리를 이해하면 충분히 가능한 일이다. 이와 같이 세계 여러 나라에서는, 땅과 접촉하는 것이 몸과 마음을 치유하고 정화하는 데 도움을 준다는 체험적인 사례들이 전해진다.

우리나라에서는 예부터 땅기운 받는 것을 중시했다

우리나라에도 몹시 아픈 병에 걸려서 특별한 치료법을 찾지 못할 때, 양지바른 땅을 파고 흙을 덮고 눕는 전통적인 치료법이 있다. 옛사람들은 흙속에 누우면 땅기운이 몸을 치료한다고 여긴 것이다. 필자의 지인 중에는 자연치유를 평생 믿고 실천해온 분이 있다. 이분은 어린 시절에 어머니가 강변에서 '모래 뜸'을 해주었다고 한다. 백사장에 몸을 묻는 것이 모래 뜸이다. 모래 뜸을 왜 하느냐고 묻는 자신에게 어머니는 "모래 뜸이 몸을 건강하게 한다"고 말했다고 한다.

위의 두 사례는 우리나라에서 전통적으로 내려오는 자연치유법의 실례를 잘 보여준다. 옛사람들은 생체 전기적인 지식이 없었다. 그래서 인체가 땅과 연결될 때 일어나는 생체 전기적인 원리가 몸을 건강하게 한다는 사실은 몰랐을 것이다. 단지 땅기운이 몸을 치료한다고 소박하게 이해했을 것이다. 그 동기가 어떠하든지 이런 행위는 땅과 맨살이 접촉하면 몸이 건강해진다는 체험적인 사실을 말해준다.

우리 조상들은 집을 지을 때 집터에 숯과 소금을 묻었는데, 제습과 방충 등 여러 목적으로 그리했을 터이다. 또한 숯과 소금을 땅에 묻으면 거주자들에게 쾌적하고 건강한 주거환경이 만들어진다는 사실을 경험적으로 알았기 때문일 것이다. 이를 과학적으로 보면, 숯과 소금은 전도성이 있는 도체여서 땅속의 음이온을 끌어들임으로써 집터가 전자가 풍부한 어싱 공간으로 바뀌게 된다.

필자가 어싱을 한참 연구하던 2019년 당시 어느 모임에서 어싱에 대한 원리를 강의하였다. 강의가 끝나고 어느 분이 필자에게 말을 걸었다.

"나는 어싱을 치료에 응용하는 것을 오래전에 어느 암자에서 보았습니다."

"그러시군요. 언제 보셨나요?"

"한 30년쯤 됐습니다."

"네? 어싱이 세상에 알려진 것은 클린턴 오버라는 분이 책을 낸 2010년부터인데요! 우리나라에는 2011년에 책이 나왔기 때문에 어싱이 알려진 지가 이제 9년 됐는

데요?"

"제 나이가 지금 쉰여섯입니다. 20대 초에 고시 공부한
다고 지방의 한 암자에서 공부할 때니까 실제로는 30년
도 훨씬 넘었군요."

필자는 당시에 어싱의 전통을 밝혀줄 사례를 애써 찾고 있었
기 때문에 떨리는 마음으로 질문하였다.

"자세히 이야기해주세요."

"네. 제가 고시 공부를 하던 암자와 조금 떨어진 곳에 다
른 암자가 있었습니다. 그곳에 계시는 스님이 자연치유
로 사람의 병을 잘 고친다는 소문을 들었습니다. 공부에
지친 따분한 어느 날 호기심이 발동하여 그 암자를 찾아
갔습니다. 암자에 도착하여 여러 사람들이 오가는 것을
살펴보니 모두가 맨발로 돌아다니고 있었습니다. '저 사
람들이 왜 모두 맨발로 돌아다니지?' 하는 호기심과 궁
금증이 일어나서 거기 있던 한 사람에게 그 이유를 물어
보았습니다. 그분이 말하기를 '여기에 치료하러 오는 사
람들은 누구나 맨발로 다녀야 하고, 그렇게 하지 않으면

스님이 치료를 해주지 않는다'는 것이었습니다."

"네. 그러면 맨발로 다녀야 하는 이유는 들으셨나요?"

"스님에게서 직접 들은 건 아니지만, 스님이 맨발로 다니면 땅기운이 치료를 돕는다고 하셨다는 겁니다."

자연치유를 하던 암자의 그 스님은 우리나라에 어싱 건강법이 공식적으로 알려지기 훨씬 오래전부터 어싱 건강법을 알고 있었던 것이다.

이 사연은 필자에게는 어싱에 대한 매우 귀하고 생생한 정보였다. 위의 여러 사례들을 종합해 볼 때, 사람의 몸이 땅과 접촉하면 건강에 도움을 받는다는 경험적 사실이 동서양의 전통을 통해 면면히 내려오고 있음을 알 수 있다. 아마도 널리 알려지지는 않았지만, 세계 곳곳의 많은 사람이 실제 생활에서 건강을 지키기 위한 수단으로 어싱을 활용하고 있을 것이다.

현대인은 땅의 전자기와
단절된 채 살아간다

지구는 거대한 배터리다

인간을 포함해서 땅 위에서 살아가는 모든 생명체는 지구 표면의 흙에 기대어 살아간다. 흙은 미생물부터 동식물, 사람까지 생물이 필요한 모든 것을 공급해 준다. 생명체는 단순히 땅에 기대어 살아갈 뿐만 아니라, 지구와 전자기적으로 연결되어 공명^{共鳴}하면서 삶을 영위하고 있다.

지구의 외핵은 액체 상태여서 유동적이다. 이 외핵은 대류운동^{對流運動}(뜨거운 물질은 위로, 찬 물질은 밑으로 움직이는 현상)을 한다. 대류운동으로 외핵은 열과 충돌하고 마찰한다. 여기에 지구

의 자전이 맞물려서 전기가 발생하고, 외핵에서는 지전기地電氣
와 지자기地磁氣를 지표면으로 방출한다.

번개는 전 세계적으로 지표면을 향하여 1초에 100번 넘게
발생하는 것으로 추정된다. 한 번에 10억 볼트가 넘는 전압으로
지표면에 내려치는 번개는 무한의 전자를 땅으로 방출한다. 이
렇게 지구는 안으로나 바깥으로나 전자기로 충만한 상태이다.
한마디로 지구는 음전하(전자)로 충만한 거대한 배터리이면서
전자기적 유기체다. 그래서 지표면은 전자가 무한대로 분포하
여 있다.

인체가 땅과 만나서 전자기적으로 동기화된다

식물은 땅에 뿌리박혀서 생존하고 동물도 24시간 땅에 발을
딛고 살아간다. 그 밖에 다양한 생명체도 땅과 접촉한 상태로 생
명 활동을 영위한다. 이렇게 사람을 포함한 동식물은 수억 년을
지표면과 전자기적으로 연결된 상태로 살아왔다. 그런데 현대
인들은 전기가 통하지 않는 부도체不導體인 플라스틱과 고무로
신발을 만들어 신고, 부도체인 화학 소재의 재료로 꾸민 방바닥

과 건물 바닥 위에서 생활한다. 이러한 생활로 인하여 지금은 오직 사람만이 땅과의 전자기적 연결 상태가 끊어진 채 생명 활동을 하고 있다.

식물, 동물, 인체의 생리는 지표면의 전자기적 상태와 수억 년 동안 동기화되어서 이어져 왔다. 인체가 오랜 세월 지표면과 전자기적으로 동기화되었다는 것은, 그 상태로 인체가 진화하고 발전해 오면서 전자기적 생리의 항상성을 유지해 온 것이다. 그러므로 인체가 지표면과 전자기적으로 단절되면, 오랫동안 연결된 땅과 인체의 전자기적 항상성이 끊어지는 것이다. 이러한 사실은 당연히 인체의 생리 대사에 부정적인 영향을 미칠수밖에 없다. 이것은 인체가 어싱 상태일 때와 어싱 상태가 아닐때 확연히 차이가 나기 때문에 알 수 있다.

인체는 플라스틱과 고무를 사용하면서 땅기운과 단절되었다

인체는 언제부터 땅의 전자기 에너지와 단절되어 살아왔을까? 인류 역사에 비추어 보면 그리 오래된 일은 아니다. 근대부터 시작된 산업사회의 산물인 플라스틱과 고무의 사용으로 인

어싱, 생명을 살리는 접속

해서 인간은 땅의 전자기와 사실상 분리되었다. 1960년대 이후로 신축성과 내구성이 뛰어난 플라스틱과 고무를 생활 용품을 비롯해 여러 산업 분야에서 소재로 사용했다. 이러한 고무와 플라스틱을 신발 소재로 사용하면서 초기 인류부터 따지면 700만 년이나 지구 상에 살아온 인류는 땅과의 전자기적 동기화를 스스로 잃어버리고 말았다.

산업화 이전에는 신발을 주로 짚과 같은 식물의 줄기, 헝겊, 가죽과 같은 유기물로 만들었다. 이러한 소재들은 습기를 머금으며 땅과 연결되어 전도성이 있다. 고무와 플라스틱은 부도체다. 다시 말해 전기가 흐를 수 없는 물질이다. 현대의 고무와 플라스틱으로 만들어진 신발의 밑창은 습기를 머금지 않으며 자체로 부도체이기에 땅과의 전도성이 단절된다. 현재 우리가 애용하는 신발은 편리함을 준 대신에 땅과의 전자기적 교감을 차단시켰다. 오랜 세월을 이어온 땅과 인체의 전자기적 연결이 끊어짐으로써 인체가 부정적인 생리적 영향을 받을 수 있음은 너무나도 당연하다는 게 필자의 입장이다.

땅의 전위로 돌아가라

땅의 전위는 영전위^{零電位}(0볼트)로 기준을 잡는다. 영전위는 전위가 없다. 또는 대지의 전위와 같다는 의미다. 전자기기의 안전한 사용과 내구성 향상을 위하여 전자기기는 접지를 한다. 전류는 전위차로 인하여 전압이 낮은 곳으로 흐른다. 대지의 전위는 전압 없는 영전위이기에 대지와 접지된 전기설비와 전자기기의 누전과 이상 전류는 모두 땅으로 흩어져서 사라진다.

인체가 접지되면 어떤 상태가 될까? 인체는 전도체다. 대지도 전도체다. 인체가 맨살로 대지와 접촉하면 땅에서 곧바로 인체를 향해 자유전자가 이동하여 체내의 전자 결핍을 없애준다. 이때는 전위 차이로 인한 전류의 흐름 상태가 아닌, 음극에서 양극으로 흐르는 전자의 이동법칙에 따라서 음전하를 띤 전자가 양전하 상태인 인체로 유입된다.

또 0전위인 땅과 인체의 전위가 같은 동전위^{同電位}를 이룬다. 물리학적으로 키가 175센티미터인 사람이 신발을 신은 상태에서 지표면과 머리 꼭대기 사이에는 350볼트의 전위차가 생긴다. 지표면이 0볼트이고 머리 꼭대기가 350볼트가 된다. 그러나 맨발로 지표면과 접지(어싱 상태)를 하면, 350볼트의 전위차

어싱, 생명을 살리는 접속

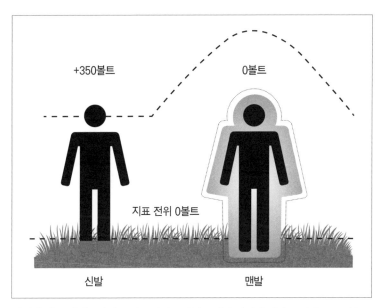

인체와 지표 전위 : 신발을 신은 상태로 접지를 하면 바닥과 머리 꼭대기는 350볼트의 차이가 생기며, 맨발로 접지를 하면 머리 꼭대기와 동전위가 된다.

가 사라지고 지표면과 머리 꼭대기는 전위가 같은 동전위 상태가 된다.

인체와 지구의 동전위 상태는 장구한 진화의 역사 동안, 인류에게 지극히 자연적인 생체 전기적 환경이었다. 신발을 신은 현대인들만이 이러한 자연적인 생체 전기적 환경이 아닌 생소한 환경에 노출되어 있다. 바뀐 생체 전기적 환경은 수억 년 동안 땅의 전자기 환경과 동기화되어 기능을 유지하던 인체 생리를 교란하게 된다. 인체는 전자기 생명체이기 때문이다. 어싱을 통해 땅과의 동전위 상태를 회복하는 일은 인류 본연의 생체 전기적인 항상성을 회복하는 일이 된다.

우리는 어싱을 통해
에너지 치유를 이해할 수 있다

에너지 의학에는 다양한 치료법이 존재한다

현대물리학이 말하는 에너지는 일하는 능력, 즉 물질이나 물체가 변화를 일으키도록 하는 원동력을 말한다. 에너지를 힘이라고도 표현하지만 힘 force과는 분명하게 다른 개념이다. 현대물리학에서 에너지는 운동에너지, 위치에너지, 열에너지, 전자기에너지와 같은 것을 말한다. 이러한 에너지는 수학적으로 계산이 가능하고 계측기로 측정할 수 있는 분야의 에너지이다. 에너지 의학은 현대물리학이 인정하는 에너지 분야를 포함하여, 현대물리학이 증명하지는 못하지만, 그 에너지 현상은 분명하게 존재하는 분야를 포괄한다.

이를테면 기도의 힘, 축복의 힘, 감동의 힘, 특정 장소나 물체가 가진 분위기의 힘, 기공치료, 경락이나 차크라의 힘, 동종요법 등의 분야가 있다. 이는 과학적으로 완벽하게 설명할 수는 없지만, 분명하게 느끼고 사용할 수 있는 힘들의 영역이다. 힘이라고 표현하였지만 미세에너지subtle energy 또는 동양식으로는 기氣를 뜻한다. 이와 같은 배경에서 에너지 의학을 인정하는 사람들은 세 부류로 나뉜다.

첫째, 현대물리학이 증명하고 인정하는 범위의 에너지 의학 위주로 연구하는 부류.

둘째, 현대물리학이 아직까지는 증명하지 못하지만 체험적으로 경험할 수 있는 에너지 의학 위주로 연구하는 부류.

셋째, 이 두 분야의 에너지 의학 모두 인정하며 연구하는 부류.

필자는 셋째 부류에 들어간다. 인간을 몸, 마음, 에너지, 영혼의 전인적인 차원으로 이해하게 되면 셋째 범주의 에너지 의학을 인정할 수밖에 없다. 에너지 의학이라는 정의는 현대적인 개념이지만, 에너지 의학적인 치료법이나 치유법은 현대의학 이전의 모든 의학 전통에서 내려오고 있다. 현대과학은 전통적으로 받아들여져 온 에너지 의학의 많은 부분을 아직까지는 확실하게 설명하지 못하고 있다. 그러나 현실적으로는 분명하게 의료 효과를 인정할 수밖에 없는 다양한 치료법과 치유법들이 존재한다.

현대의학에서도 인정하는 어싱 효과

미국에서는 현대의학의 범주에 들어가지 않는 전통적인 의학과 다양한 치료법들을 '보완대체의학Complementary and Alternative Medicine'이라는 개념으로 정의하였다. 현대의학에서는 보완대체의학을 주류 의학으로 인정하지는 않지만, 현대의학을 보조하는 역할 정도로는 인정해주면서 발전시키고 있다. 미국의 국립보건원National Instute of Health 산하에는 국립보완통합보건센터 National Center for Complementary and Integrative Health가 있다. 이 센터는 보완대체의학의 다양한 분야를 임상 연구하고 교육하면서 보완대체의학을 다음과 같이 5개 분야로 구분하였다.

1. 생물학적 기반 요법

비타민 요법, 미네랄 요법, 항산화 요법, 약초 요법 등과 같은 생물학적 기반의 치료법을 말한다.

2. 에너지 요법

에너지 의학이라 할 수 있는 이 분야는 두 가지로 나뉜다.

첫째, 실재하는 에너지 장veritable energy field이다. 이 실재하는 에너지 장은 현대과학으로 증명할 수 있고, 기기로 측정할 수 있는 주파수와 파동, 음파, 전자기장, 자기장, 레이저, 빛과 같은 요소가 포함된다.

둘째, 추정하는 에너지 장putative energy field이다. 과학적으로는 증명이 어렵고, 기기로 측정하기 어렵지만, 미묘한 에너지subtle energy가 치료에 작용한다고 인정받고 있다. 미묘한 에너지는 전통적으로 기氣, 프라나prana, 에테르ether, 차크라chakra, 도샤dosha, 공명共鳴 등과 같은 이름으로 불리는 에너지를 말한다. 치료법으로는 기공치료, 레이키, 안수, 기도, 약손, CST요법 등과 같은 각종 에너지 요법과 침, 뜸, 부항과 같은 부류의 요법이 있다.

3. 도수치료 및 신체 기반 요법

마사지, 지압, 활법, 카이로프랙틱chiropractic, 물리치료, 동작치료, 운동기공, 체조요법, 요가, 춤, 알렉산더 테크닉 등의 손기술을 기반으로 하는 각종 수기요법과 신체의 움직임을 기반으로 하는 각종 운동요법, 동작치료와 같은 요법을 말한다.

4. 심신의학

심신상관 의학이라고도 한다. 몸과 마음은 밀접하게 연결되어 있다. 그렇기 때문에 정서, 믿음, 욕구, 생각과 같은 심리적인 부분을 통해 몸과 마음을 치료한다. 각종 심리 상담요법, 인지 치유요법, 정서 치유요법, 명상 치유요법, 기도 치유요법, 최면 치유요법 등과 같은 분야를 말한다.

5. 총체적 의학 시스템

중의학, 한의학, 아유르베다, 티벳 의학과 같은 전통적으로 내려오는 의학을 말한다. 이러한 의학 체계는 인간을 몸, 마음, 에너지, 영혼으로 구성된 존재로 바라보며, 전체적이고 통합적인 관점으로 인간을 이해한다.

이상과 같이 미국의 국립보완통합보건센터는 현대의학 이외의 다양한 치유법과 치료법을 인정하고, 보완대체의학이라 정의하며 크게 다섯 개 분야로 구분하였다. 그 이름을 무엇이라고 부르든지 현대의학이 이를 인정한다는 것은 매우 긍정적인 일이다.

그러면 어싱은 보완대체의학 가운데 어느 범주에 들어갈까? 어싱은 에너지 의학의 범주에 들어간다. 그중에서도 실재하는 에너지 장의 치료법에 들어간다. 이 분야는 과학적으로 설명할 수 있으며 신체에 미치는 영향을 기기로 측정할 수 있다. 어싱의 원리는 원자와 전자기 이론으로 설명 가능하며 전자기 에너지 활동은 기기로 측정할 수 있다. 따라서 충분히 과학적인 원리로 어싱의 효과를 증명할 수 있다. 우리나라는 어싱에 대한 의학적, 과학적 연구가 전혀 이루어지지 않은 상태이다. 그러나 미국과 유럽 등지에서는 저명한 의사나 과학자들이 많은 논문과 임상 자료를 발표하고 연구하고 있다.

가장 기본적인 어싱은
맨발 걷기다

어싱 효과를 가장 잘 볼 수 있는 맨발 걷기

지금은 백세인생이라는 말이 보편화된 시대이다. 그렇기 때문에 단순하게 얼마나 오래 사느냐는 문제가 아니고, 아프지 않고 병들지 않고 오래 살 수 있느냐가 중요한 시대이다. 그래서 현대인들은 요가, 명상, 기공, 각종 운동, 식이요법, 자연요법, 건강 보조제 복용, 마사지, 건강 관련 의료 기구의 사용을 통해 평소 일상 속에서 건강을 지키고 질병을 미리 막기 위해 다양한 활동을 한다. 사람들은 이러한 활동의 한 가지로 맨발 걷기와 어싱도 함께 하기 시작했다.

우리나라에 어싱이 알려진 지 2024년 현재로 13년이 되었다. 그동안 대다수 일반인들에게는 알려지지 않았다. 자연치유에 관심이 있는 소수의 마니아들만 어싱을 건강법으로 실천하고 있었다. 어싱은 2023년부터 일반인들에게도 점점 알려지며 사람들의 많은 관심을 받고 있다. 이는 맨발 걷기가 질병의 치유와 건강에 좋다는 말이 전국적으로 퍼지면서, 이에 편승하여 어싱도 자연스레 알려지기 시작했다.

맨땅과 맨살이 접촉하는 것이 어싱이다

맨발 걷기로 어싱이 대중화되면서 사람들이 종종 오해하는 것이 있다. 맨발로 걸어야만 어싱이 되는 것으로 잘못 이해하는 것이다. 어싱은 땅과 꾸준히 접촉해야 한다. 어떤 상태로 접촉하느냐 하면, 바로 맨살로 땅과 접촉하는 것이다. 어싱은 지면과 맨살이 전기적으로 접촉하는 것이다.

전기적 접촉이란 전자가 이동할 수 있는, 즉 전기가 흐를 수 있는 접촉을 말한다. 인체도 전기가 흐를 수 있는 전도체이고 땅도 전도체이다. 그렇기 때문에 인체의 맨살과 맨땅이 접촉하면 그것으로 어싱을 위한 모든 조건이 충족된 것이다. 그러나 맨살과 맨땅 사이에 양말이나 신발, 돗자리 같은 것으로 가로막혀 있으면 어싱이 되지 않는다. 이러한 물건은 전기가 통하지 않는 부도체이기 때문이다.

맨발 걷기는 어싱을 실천하는 하나의 방법일 뿐이다. 맨발 걷기가 싫으면 또는 맨발 걷기가 곤란하면 굳이 걷지 않아도 된다. 의자에 앉아서 양말을 벗고 맨발로 맨땅을 밟으면 된다. 그것으로 완벽하게 어싱이 된다. 해변의 백사장에 알몸으로 누워도, 개울가에 발 담그는 것도, 밭에서 맨손으로 흙을 만지는 것도 모두 어싱이다. 간단하게 정리하면 신체의 어느 부위든지 맨살로 맨땅이나 자연의 물과 접촉하면 그것이 어싱이다. 어싱은 지극히 단순하다. 어싱을 배운다는 말이 어울리지 않는, 세상에서 제일 쉬운 건강법이다. 그렇기 때문에 남녀노소를 불문하고 아무나 어싱을 할 수 있고, 아무런 위험도 부작용도 없는 자연 건강법이다. 맨살이 땅에 닿는다고 무슨 위험이 있겠는가? 그러니 위험하다고 지레 걱정할 필요는 없다.

요즘 맨발 걷기 열풍의 여파로 어싱이 세간에 회자되며, 많은 사람들이 건강을 되찾고 병고에서 벗어나는 일이 유튜브에 소개되고 있다. 국민 건강을 위한 차원에서 매우 고무적인 일이다.

이러한 가운데 어싱을 유사과학이라는 프레임을 씌워서 폄하하며 매도하는 사람들도 있다. 해외의 어싱 관련 논문이나 임상 사례를 조금만 찾아보면, 어싱이 유사과학이 아님은 누구라도 쉽게 알 수 있다.

온라인에는 환자들이나 일반인들이 어싱과 맨발 걷기를 통해 건강을 되찾은 사례가 매우 많다. 안티 어싱론자들은 어싱을 연구한 과학적인 자료도 믿을 수 없다고 무시하고 사람들의 생생한 치유 효과와 체험도 플라세보효과일 뿐이라고 매도한다. 이러한 안티 어싱론자들의 왜곡된 주장은 다음 장에서 설명하고 반박할 것이다.

전자는 인체의
산화와 환원의 주인공이다

어싱의 치료 비밀은 전자에 있다

어싱을 실천하여 질병을 치료하고 나아진 사례는 매우 다양하다. 관련 연구와 임상, 논문도 다수 존재한다. 어싱을 통하여 인체에 무엇이 작동하는가? 또는 어떤 생리적인 현상이 치유를 일으키는가? 그것의 비밀은 바로 전자電子에 있다. 어싱을 통하여 인체로 유입된 전자가 인체를 치유하고 치료하는 것이다. 전자는 원자를 구성하는 소립자 중 하나다. 전기적으로는 음전하를 띠고 있으며, 전기의 사용을 가능하게 하는 전류가 전자의 흐름이다.

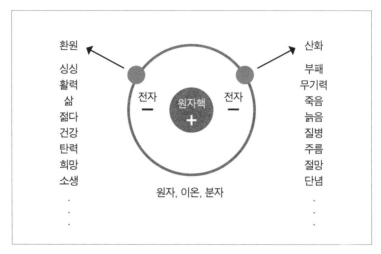

생명의 산화와 환원

　모든 물질은 산화酸化와 환원還元이라는 현상을 통하여 그 물질의 변화상이 나타난다. 물질에서 산화는 죽음으로 가고, 환원은 생명으로 가는 현상이다. 쇠가 녹이 슨다든지, 채소가 시들어 간다든지, 과일의 잘라진 부위가 갈색으로 변한다든지, 상처가 곪는다든지 하는 물질의 변화가 물질의 산화 반응이다. 물질의 산화 반응을 되돌리는 것이 환원이다. 생명체가 산화로 가는 것을 막을 수는 없지만, 물질을 환원시키면 산화로 가는 것을 더디게 할 수는 있다. 산화와 환원의 중심에 전자가 있다.

　물질은 전자를 잃어버리면 산화가 되고, 전자를 얻으면 환원

　　　　　　　　어싱, 생명을 살리는 접속

된다. 좀 더 자세하게는 원자, 이온, 분자가 산소를 얻거나, 수소 또는 전자를 잃어버리는 것이 산화다. 반대로 원자, 이온, 분자가 산소를 잃거나, 수소 또는 전자를 얻는 것은 환원이다. 물질이 수소와 산소를 얻거나 잃어서, 산화와 환원 작용을 하는 것도 과정상 전자의 상태가 결정한다. 그러므로 산화와 환원에 있어서 물질 원자 속 전자의 상태가 핵심이다.

현대인이 살아가는 환경은 우리 몸의 산화를 촉진한다

현대인이 살아가는 환경을 살펴보자. 18세기 산업혁명 이전과 이후의 인류가 살아온 생활환경은 크게 바뀌었다. 산업의 발달과 자원 이용은 현대인의 생활은 편리하게 만들었지만 물과 공기, 먹거리, 생활환경의 변화와 오염을 동반했다. 석유와 석탄의 이용으로 자동차의 배기가스, 공장의 매연, 공업용수의 배출 등이 대기와 물을 오염시키고 식물의 산화와 환원의 균형을 무너뜨렸다. 환경 오염은 공기 오염 문제만이 아니다. 눈에는 보이지 않지만 각종 방송 통신에서 나오는 전자파, 생활 전기 전자파, 비정상적인 자연 전자파가 모든 공간을 채우고 있다.

물의 오염은 식수의 안전성을 위협하고, 바닷물의 오염은 해양 먹거리의 오염을 걱정하지 않을 수 없게 한다. 토양 오염은 농산물의 안전성을 위협한다. 여기에 더해서 농약과 항생물질, 합성호르몬으로 키운 농수산물·축산물·화학성 식품첨가물이 사용되는 가공식품이 있다. 수많은 생활용품과 생필품에 사용되는 각종 환경호르몬, 안전하지 않은 화학물질 등은 일일이 열거하기도 힘들다. 이러한 환경과 조건들은 인체의 산화과정을 촉진한다.

인체의 산화는 생활환경과 물리적 신체만의 문제는 아니다. 마음의 문제 역시 인체를 산화시킨다. 마음 상태가 몸의 생리활동에 영향을 주고, 생리활동의 문제는 인체를 구성하는 원소들의 문제고, 원소(원자)의 문제는 산화와 환원의 핵심 인자인 전자의 상태에 달려 있다.

돈이면 다 되는 황금만능 사조와 폭력과 섹스, 유희가 만연하는 방송과 SNS, 온라인 환경은 사람의 정신과 정서에 이기심, 과욕, 성냄, 분노, 증오, 냉소와 같은 부정적인 환경을 만든다. 이와 같은 심리적 환경이 오늘날 스트레스를 만든다. 스트레스와 생활환경 오염은 인체를 산화시키는 주요 원인들이다.

현대인들은 위와 같은 환경과 조건들을 피해 갈 수 없다. 다

        어싱, 생명을 살리는 접속

만 조심할 뿐이다. 자연 상태에서도 사람의 모든 생명 활동은 산화로 향한다. 산화는 막을 수는 없지만 늦추고 예방할 수는 있다. 그러니 산화를 막는 차원에서 인체에 풍부한 전자를 공급하여 산화를 늦추는 '어싱 생활'이 무엇보다 필요하다.

인체의 전자 쟁탈전

인체를 구성하는 원소는 다양하지만 그중에서 산소^O 65퍼센트, 탄소^C 18퍼센트, 수소^H 10퍼센트, 질소^N 3퍼센트 정도를 합해서 96퍼센트가 인체를 구성하는 원소의 대부분을 차지한다. 나머지 23종류의 미량 원소가 4퍼센트를 구성한다. 이러한 원소들(원자)은 중심에 양전하를 띤 원자핵(양성자+중성자)과 원자핵을 중심으로 궤도운동을 하는 음전하를 띤 전자로 구성된다. 원자의 전자궤도는 원자핵과 가까운 안쪽부터 가장 바깥 층까지 여러 층의 전자궤도가 있다.

각각의 원자들마다 전자궤도에는 2개, 4개, 8개 등과 같이 결정된 수의 전자가 궤도운동을 한다. 중요한 것은 가장 바깥층의 전자궤도에 전자가 모두 채워진 상태가 그 물질이 가장 안정된 상태이다. 그러나 인체를 구성하는 원소들은 항상 가장 바깥층의 전자궤도에 전자가 부족한 불안정한 상태에 있다.

그래서 인체 곳곳에서는 항상 전자를 뺏고 뺏기는 전자 쟁탈전이 벌어진다. 이것이 인체에서 항상 일어나는 산화와 환원 반응이다.

이러한 전자 쟁탈전 속에서 인체가 산화로 점점 기울어가면 인체의 면역력이 떨어지면서 각종 질병에 노출된다. 인체는 원자가 모여 분자가 되고, 분자가 모여 세포가 되고, 세포가 모여 조직이 되고, 조직이 모여 장기가 되고, 장기가 모여 몸체를 구성한다.

인체의 가장 기초적인 생리 현상이 원자 차원에서 벌어지는 전자 쟁탈전의 결과이다. 산화와 환원 차원에서부터 인체의 생리를 바로잡는 것이 건강과 질병 관리에서는 매우 중요하다. 이와 같은 이유로 인체의 질병은 전자의 부족에서 온다고 주장하는 분자 생물학이나 전기 생리학자들도 있다.

좋은 물과 미네랄, 채소와 과일을 통한 전자의 공급

전자의 부족은 인체를 산화시킨다. 이럴 때는 인체에 전자를 공급하여 환원으로 향하게 하면 된다. 전자가 부족할 때 전자를 공급하려면 다음과 같은 방법이 있다.

첫째는 음식이다. 현대인의 식습관이 가공식품과 즉석식품 위주로 흘러가다 보니 음식으로 항산화 효과를 보기가 어렵다. 또 하나는 미네랄이 풍부한 천일염 위주로 염분을 섭취해야 하는데, 미네랄이 제거된 가공 염분(나트륨)만의 섭취가 전자 고갈에 한몫하면서 인체를 산화시킨다.

싱싱한 채소나 과일, 신선한 식재료, 미네랄이 풍부한 소금 등에는 그렇지 못한 음식보다 전자가 풍부하다. 대부분의 과일과 채소는 항산화 성분이 있다. 식재료와 먹거리가 신선하고 싱싱하면 전자가 풍부하구나 하고 이해하면 된다. 이러한 먹거리와 식재료를 섭취하여 인체에 전자를 풍부하게 공급하는 식습관을 기른다.

둘째는 물이다. 생명의 존속과 생리대사에서 물은 막대한 영향을 끼친다. 수소와 전자가 풍부해야 좋은 물이다. 수소가 풍부한 물에는 전자가 풍부하다. 천연의 좋은 약수는 모두 수소와 전자가 풍부하다. 세계 3대 '기적의 물'이라 불리는 물은, 프랑스의 '루르드의 샘물', 독일의 '노르데나우의 물', 멕시코의 '트라코테의 우물' 등이다. 이 물을 마시거나 씻는 것만으로 극적인 효과를 본 수많은 치유 사례가 보고되고 있다.

다양한 치유 사례에는 개인의 믿음이나 알 수 없는 신비로운 힘이 함께 작용했을 것이다. 과학적인 조사 결과로는 이 물들이 보통 물과 다른 점이라곤 미네랄 성분이 일반 물보다 많고, 산성도가 모두 약알칼리였고, 물에 400ppb 이상의 수소가 포함된 것으로 조사되었다. 이것은 이 물들이 산화환원전위가 낮고 수소와 전자가 풍부하다는 뜻이다.

어떻게 수소와 전자가 많은 물인지 알 수 있을까? 그것은 물의 산화환원전위 oxidation reduction potential, ORP 테스트라는 것을 해보면 된다. ORP는 물질의 산화 또는 환원 능력을 나타내는 전기 화학적 지표이다. 수소의 전위 0볼트를 기준으로 높으면 +, 낮으면 − 전위 값을 가진다. 물의 ORP 값이 낮을수록 전자가 풍부한 좋은 물이고, 반대로 높을수록 전자가 모자란 물이다. 대부분 수돗물의 ORP 값은 +500mV 이상 나온다. 전자가 풍부한 좋은 물은 ORP 값이 −200mV 이하로 내려간다. 건강한 산모의 양수가 −200mV다. ORP 값이 높은 음료수는 탄산음료다. 그러므로 지나치게 탄산음료를 섭취하면 전자를 고갈시켜 인체를 산화시킨다.

수소와 전자가 풍부한 환원수를 집에서 쉽게 만들어 먹으려면, 질이 좋은 천일염을 불에 구워서 오염물과 독소를 제거한 소금을 구한다. 이러한 소금을 물에 0.9퍼센트 정도의 농도로 타서 마시는 것이다. 이 물은 각종 미네랄과 염분, 전자가 풍부한 물이 된다. 좋은 소금을 물에 타면 물의 ORP 값이 급속하게 떨어진다. 수소와 전자가 풍부한 물로 변하는 것이다. 물이 아무리 좋아도 맹물을 많이 먹으면 인체의 염도가 떨어져서 인체를 무기력하게 하고 산화시킨다.

전문가들은 하루 1.5L에서 2L의 물을 마시라고 한다. 그러나 맹물을 이렇게 먹는 것은 인체의 염도를 떨어뜨린다. 인체의 염도(체액의 0.9퍼센트 기준)가 0.1퍼센트 떨어지면 반대로 염증 수치가 0.1퍼센트로 올라간다. 이는 매우 중요하다. 0.9퍼센트의 생리식염수는 건강을 돕는 강력한 물이다. 병원에서 주사하는 링거는 0.9퍼센트의 생리식염수다. 시장에는 산화환원수, 알칼리수, 전위수, 수소수 등의 이름으로 수소와 전자가 풍부한 물 제품들이 있다. 이러한 제품들은 전기를 이용하여 물의 이온 상태를 조정하여 수소나 전자가 녹아 있는 물을 만든 것이다. 전기 장치를 사용하지 않고도, 수소와 전자가 풍부한 천연 약수와 같은 물을 집에서도 만드는 방법이 있다. 필자는 이 방법을 관심 있는 사람들에게 무료로 곧 공개할 계획이다.

셋째로 항산화제 또는 산화방지제라는 물질을 복용하는 방법이다. 이러한 물질들은 병원에서 치료용으로 사용하는 약제나 건강보조제품의 형태로 제품화되어 있다. 항산화 물질은 두가지 기능이 있는데, 첫째가 항산화 기능으로 활성산소에 전자를 내어주고 자신은 산화되어 인체를 산화 손상으로부터 방어한다. 둘째로는 인체의 여러 물질에 전자를 전달하여 정상적인 대사과정에 참여하는 기능이다. 이러한 항산화 물질은 비타민 C, 비타민E, 글루타티온, 리포산, 코큐텐, 베타카로틴, 루테인, 미네랄, 토코페롤, 셀레늄, 카테킨 등 다양하게 존재한다. 인체의 산화를 예방하는 차원에서 이러한 물질들로 제조된 건강 보조제를 복용할 수 있다.

마지막으로 어싱이다. 어싱은 그 자체로 인체에 막대한 전자를 공급한다. 예를 들어 어싱 상태로 잠을 자면 수면 시간 내내 인체가 전자를 공급받게 된다. 특별한 것을 먹거나 복용하지 않아도 땅을 통하여 인체로 전자가 공급되는 것이다. 아무런 부작용도 부담도 없는 안전한 전자 공급 방법이다. 전자가 풍부하여 항산화 효과가 좋은 물과 싱싱한 재료로 만든 음식을 먹는 것은 가치 있는 생활 습관이다.

그러나 이보다 더 좋고, 쉽고, 경제적인 전자 보충 방법은 어싱을 실천하는 일이다. 틈만 나면 땅과 접촉하고, 효과적인 어싱 용품을 이용하여 24시간 어싱 상태를 유지한다. 이러한 생활은 건강을 지키고 질병을 치료하고 예방하는 데 놀라운 효과를 발휘할 것이다.

전자는 우리 몸의 산화와 환원의 주인공이다

땅은 지구상의 모든 생명체가 살아가는 토대이다. 땅은 인간을 포함한 모든 생명체에게 먹이를 공급하고 피난처를 제공하지만, 무엇보다도 전자기 에너지를 제공한다. 반복되는 설명이지만, 인체는 어싱을 통해 땅에서 전자기 에너지를 공급받는다. 지표면에는 무한대의 자유전자가 퍼져 있고 전자는 모든 물질을 산화시키거나 환원시키는 역할을 한다.

전자가 풍부한 인체는 환원으로 향하고 전자가 모자란 인체는 산화로 간다. 인체가 산화로 가는 것은 인체의 건강성을 잃어버리는 것이고, 환원으로 가는 것은 인체의 건강성을 유지하는 것이다. 인체도 물질 차원에서는 원자들의 집합이다. 그래서 인체 대사과정 중에서 많은 산화 물질을 배출한다. 이러한 산화 물질들은 적절하게 배출되지 못하면 사람을 병들게 하는 요인이 된다.

현대인들은 스트레스를 많이 받고 오염된 생활환경과 자연환경 속에서 살아간다. 이러한 조건은 인체를 만성적인 전자 부족 상태로 몰아간다. 인체에서 전자가 부족해지면 다양한 병증을 일으키는 원인으로 작용한다. 전자가 부족하면 몸에서 에너지 결핍을 일으켜 자연치유력을 떨어뜨린다.

어싱을 통하여 인체로 유입된 전자는 참으로 다양한 효과를 발휘한다. 활성산소와 염증을 없애주고, 혈액순환을 좋게 하고, 수면장애를 개선하고, 뇌파와 인체전압, 생체전기의 흐름을 안정시키고, 전자파를 방어하고, 체내 전자기 쓰레기를 배출하는 등 인체에 이로운 생리현상을 불러온다. 어싱은 이와 같은 다양한 효과를 통해 인체가 본래 지닌 자연치유력을 끌어올린다. 강화된 자연치유력은 당연히 질병에 대한 면역력을 증대시키고 인체가 건강 항상성을 유지하도록 돕는다.

본래부터 지닌 생명력을
끌어올리는 것이 자연치유력이다

모든 생명은 저절로 낫는 치유력이 있다

생명은 영원하고, 무한하고, 온전하다. 이러한 생명이 물질에 깃들거나 빠져나가면 비로소 생명체의 생로병사가 일어나게 된다. 생명체는 유한하고, 한시적이고, 불완전하다. 그러므로 생명과 생명체는 완전히 다른 개념이다. 어떤 사람들은 우리의 생명이 비물질적인 존재로 영원하고, 무한하며, 완전하다고 믿는다. 반면 어떤 사람들은 우리는 물질적인 생명체로 한시적이고, 유한하며, 불완전한 존재에 불과하다고 믿는다.

필자가 보기에는 인간을 포함한 모든 생명체에는 생명에서

오는 생명력이 본래부터 갖추어져 있다. 우리는 이러한 생명력을 이해하고 그것에 감사하며 그것이 온전히 활동하도록 돕는 행위를 함으로써 생명을 살리는 자연치유력을 끌어올리게 된다.

필자가 생각하는 치유治癒, healing는 인간을 몸, 마음, 에너지, 영혼의 차원에서 보살피고 살리는 행위다. 치료는 결과인 몸의 병만을 다스리지만 치유는 병의 원인이기도 한 의식心과 에너지氣를 다스려 몸과 마음의 병을 치료한다. 병에 대하여 몸은 아무런 잘못이 없다. 몸은 인간의 마음과 에너지 상태를 반영할 뿐이다. 치유 차원에서 몸은 보이는 마음이고, 마음은 보이지 않는 몸이다. 몸과 마음을 하나로 보는 것이다.

에너지는 몸과 마음 모두에 관여하는 동력원이다.

그래서 용서와 사랑, 감사, 만족과 같은 정신적인 에너지를 통한 치유행위가 일어날 때 놀랍게도 몸의 질병을 치료하는 결과를 낳는다.

그와 반대로 먹고, 마시고, 잠자고, 운동하고, 숨 쉬고 하는 육체적인 행위가 몸은 물론이고 에너지를 회복시켜 놀랍게도 마음의 질병을 치료하는 결과로 연결되기도 한다. 에너지는 몸과 마음의 상태에 따라서 그 질과 양이 달라지며 심리와 생리 작용에 밀접하게 관여한다.

몸, 마음, 영혼, 에너지가 조화를 이루도록 돕는 것이 치유이다

치료治療, treatment는 특정 질병에 대하여 직접적인 의료적 처치를 행하여 병을 고치는 행위이다. 치료는 관찰 가능한 물리적 실체만을 대상으로 하기에 오직 몸의 병만을 상대한다. 그렇기에 병증이 있는 환부에 국부적인 처치를 하는 것이 주요한 수단이 된다. 치료는 전문적인 치료기술을 가진 현대의학의 영역이다.

현시대는 현대의학이 지배적인 치료의 의술이다. 현대의학은 뛰어난 점도 많지만 부작용도 상당하다. 이는 인간을 몸, 마음, 에너지, 영혼이 상호작용하는 전체적인 존재로 보지 않고, 몸의 각각의 부분들이 개별적으로 작용하는 집합체로만 보기 때문이다. 이러한 관점은 몸도 기계처럼 보게 한다. 그래서 몸이 병들면 자동차의 부속을 교체하듯이, 고장 난 부분은 교체하고 부족한 부분은 채워 넣는 식으로 병을 치료하는 것이다.

국부적인 처치와 첨단 의료장비와 메스를 이용한 수술의 영역에서 현대의학은 놀라울 정도로 발전하였다. 병을 진단할 때도 탁월한 기술을 가지고 있다. 그러나 현대의학의 눈부신 발전의 이면에는 부작용도 만만치 않다. 오랜 세월 병원 치료를 받은 사람들치고 의약품의 부작용을 경험해보지 않은 사람이 별로 없을 것이다. 위장병 정도의 질병에도 수년 동안 약을 먹고 10년이 가도 고치지 못하는 일이 부지기수이다.

만일 두어 가지 질병에 걸렸다면, 다양한 약들을 평생 복용하면서 살아야 한다. 참으로 이해하기 어려운 일이다. 수술을 받고 병이 낫기도 하지만 수술 부작용으로 고생하는 사람도 심심치 않게 볼 수 있다. 약물 부작용과 중독도 만만치 않다. 이는 단순하게 의료사고로만 볼 일이 아니다.

현대의학은 인간을 몸, 마음, 에너지, 영혼의 존재로 보지 않는다. 몸만을 각각의 부분으로 나누어 보는 관점에서 치료에 임한다. 현대의학에서는 인체 어느 한 부분이 인체 전반과 마음과 영혼에 미치는 영향을 고려하지 않기에, 약물중독이나 수술 부작용 같은 의료사고가 필연적으로 발생할 수밖에 없다. 또 대다수의 원인 모를 통증, 피로감, 기능저하, 각종 대사성 질환, 면역력 약화 역시 현대의학의 고질적인 문제점이다.

이 시대의 현대의학은 마음도 뇌(몸)의 작용으로 본다. 즉 몸(뇌)의 작용으로 의식(마음)이 출현한다고 여기는 것이다. 이는 엄청나게 발전한 신경과학과 뇌 과학이라는 과학적인 도구로 인간을 이해하려는 또 다른 유물론일 뿐이다. 현대의학이 인간을 몸, 마음, 에너지, 영혼이 함께 작동하는 전인적인 존재로 보기 전에는 영원히 절름발이 의학이 될 수밖에 없을 것이다.

의학이 몸만 바라보고 치료의 개념으로만 환자를 대하면 환자를 고장 난 기계로만 간주하는 셈이 된다. 치유는 병이 아닌 사람을 보고 마음과 영혼을 따뜻하게 어루만진다. 현대의학은 몸, 마음, 영혼, 에너지의 조화를 중요시하는 치유의 개념을 받아들여야 한다. 그래야만 환자를 고장 난 기계가 아닌 한 독립된 인격체로서 제대로 바라볼 수 있다. 의학이란 치료와 치유의 개념을 모두 끌어안아야 비로소 완전해진다.

★

제 2 장

어싱은
모든 병의
치유를
돕는다

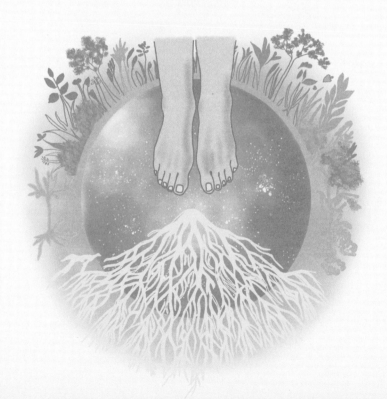

어싱은 활성산소를 없애주어
몸의 부패를 막는다

우리 몸을 병들게 하는 활성산소

활성산소^{活性酸素}는 신체를 병들게 하는 대표적인 물질이다. 활성산소는 옥시젠 프리 라디칼^{oxygen free radicals}이라 한다. 활성산소에는 여러 종류가 있는데 화학에서 프리 라디칼은 짝을 이루지 못한 홀 전자를 가진 원자나 분자를 말한다. 활성산소가 생물체 내에 존재한다는 사실은 1960년대에 처음 보고되었다. 생리대사, 화학물질, 힘든 노동과 운동, 환경공해, 스트레스, 자외선, 세균 등이 침투하여 생성된다. 특히 스트레스를 받아서 혈관이 수축하거나 팽창될 때 대량으로 발생한다. 활성산소는 인체

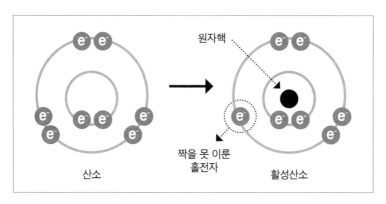

원자핵

짝을 못 이룬
홀전자

산소　　　　　　　　활성산소

활성산소

대사과정에서도 몸속에서 자연스레 생성되는 산소화합물이며,
산화력이 수천 배 높은 산소 찌꺼기이다.

　활성산소 같은 산화제에 의하여 원자나 분자가 전자를 잃는
것을 산화라고 하고, 항산화제 같은 환원제에 의해 전자를 얻
는 것을 환원이라고 한다. 인체는 산화로 가면 산성 체질이 되
면서 건강을 잃어버리고, 항산화로 가면 약 알칼리 체질로 건
강해진다.

　산소를 이용하는 생물은 친산화성 물질과 항산화성 물질의
균형이 필수적이다. 하지만 친산화성 물질이 우세해져 균형이
무너지면 활성산소가 증가하여 세포가 손상된다. 이 상태를 산
화스트레스라고 하며, 산화스트레스는 인체의 전자를 지속적으

로 고갈시키며 체질을 산성화시킨다. 그렇다고 해서 활성산소가 모두 나쁜 역할만 하는 것은 아니다. 각종 병원균, 세균, 이물질로부터 우리 몸을 지키는 중요한 역할을 한다. 그렇기에 인체에 필수적이기도 하다.

활성산소는 살이 베이거나 상처가 났을 때 피부로 들어오는 박테리아나 기타 병균들을 공격하는 역할을 한다. 또 손상된 세포를 분해하기도 한다. 이런 작용은 감염을 방지하는 데 꼭 필요한 작용이며, 상처를 회복시킬 재생세포의 공간을 확보하기 위해서도 필수적이다.

좋은 작용을 하는 활성산소는 상처나 염증 부위에 곧장 고농도로 전달되어 손상된 세포와 피부로 들어온 병균을 제거하는 데 집중한다. 제 역할이 끝나고도 남아도는 활성산소는 주변의 정상적인 분자나 세포를 공격하여 피해를 끼치거나 세포 사멸에 이르게 한다. 과잉 생산된 활성산소는 DNA의 유전정보를 파괴하고 세포막을 붕괴시키며 비정상적인 세포 단백질을 형성한다. 이러한 활성산소를 제거하는 것이 세포의 산화를 막는 방법이며, 세포의 산화를 억제하는 것이 항산화 작용이다.

원자 수준에서 활성산소는 전자가 부족한 원자다. 즉 양전하를 띤 양이온성 원자인 것이다. 양이온은 자신의 안정화를 위하여 주변의 건강한 세포나 분자에서 전자를 빼앗아온다. 전자를 빼앗긴 분자나 세포는 산화되고, 산화된 분자나 세포는 양이온성 활성산소가 되어 염증을 일으킨다. 건강한 세포가 활성산소의 공격을 받으면 먼저 세포막부터 산화되어 세포막이 제 기능을 발휘하지 못하게 되면서 손상을 입는다. 다양한 병증의 주원인으로 지목되는 염증은 활성산소가 주로 만들어낸다. 고혈압, 당뇨, 심혈관 질환, 각종 대사성 질환, 암 등 현대 질병의 90퍼센트를 활성산소가 유발한다. 그래서 현대의학에서는 활성산소를 만병의 원인으로 지목할 정도이다. 노화의 원인으로 가장 강력하게 대두되고 있는 물질 또한 활성산소다.

어싱은 노화를 늦춘다

우리는 항산화를 위하여 항산화 약품이나 건강 보조제, 항산화 건강식품을 복용한다. 어싱은 이러한 것을 복용하지 않아도 자연에서 직접 몸으로 전자를 유입하여 인체의 항산화 능력을 높여준다. 어싱이 천연 항산화제 역할을 하는 것이다. 어싱을 하면 지표면에 무한대로 존재하는 자유전자가 인체로 유입된다.

인체로 유입된 음전하를 띤 자유전자는 양전하를 띤 양이온들과 결합한다. 이로 인하여 양이온인 활성산소는 건강한 인체 조직에서 강제로 전자를 빼앗아 오지 않아도 외부에서 충분한 전자를 공급받는다. 충분한 전자를 공급받은 활성산소는 양이온 상태가 중성으로 안정화되어 인체에 더 이상 악영향을 끼치지 않는다.

인체에서는 상처 부위에서 흘러나온 활성산소가 주변 조직까지 손상시켜서 염증 벽을 형성하기도 한다. 그렇게 만들어진 국소적인 염증 벽 부위에서 독소가 주변 조직으로 흘러나온다. 하지만 어싱을 하는 인체에서는 흘러나온 독소로 변한 활성산소를 중화할 수 있는 전자가 풍부하다. 그래서 건강한 조직까지 손상당할 위험이 적다. 인체의 항산화 능력이 높은 것이다. 어싱 상태의 몸은 상처 부위 주변에 염증 벽을 형성하지 않는다. 상처 주변의 염증 벽이 없는 인체는 염증 벽이 있는 인체보다 체내에서 전자가 훨씬 수월하게 전도된다.

어싱 상태의 몸은 전자가 풍부하기 때문에, 어디서 어떤 이유로 만들어진 활성산소든지 충분히 중화시킬 수 있다. 어싱은 상처를 빨리 아물게 하고 활성산소를 더욱 빨리 중화시킬 수 있다. 어싱은 최고의 항산화제이다. 어싱을 하면 지표면의 자유전자

가 체내로 유입되어, 전자가 부족한 양이온 상태의 활성산소를
중화시키는 생리작용이 체내에서 쉬지 않고 일어난다.

　　　　　　　　　　　　　　어싱, 생명을 살리는 접속

어싱은
최고의 천연 염증 치료제이다

필요 이상으로 생긴 염증은 만병의 근원이자

모든 통증의 주요 원인이다

염증은 생체 조직이 손상을 입었을 때 체내에서 일어나는 방어 반응이다. 염증은 급성염증과 만성염증으로 나누고, 국소적인 염증과 전신 염증으로도 나눈다. 시간적으로 급성염증은 수일에서 수주 사이의 반응이고 만성염증은 수개월에서 수년에 걸친 염증 반응을 의미한다. 염증은 병원체, 손상된 세포, 세균 침입, 물리적 힘, 자극 물질 따위에 대해 몸이 반응하여 나타난다. 부정적 심리 상태인 스트레스도 염증 반응을 일으킨다.

염증의 목적은 세포의 손상을 초기 단계에서 억제하고, 상처 부분의 파괴된 조직과 괴사된 세포를 제거하며, 동시에 조직을 재생하는 것이다. 염증 반응이 전혀 일어나지 못하거나 지나치게 약하더라도 오히려 세포와 조직을 손상시킬 수 있다. 염증 자체는 몸을 보호하기 위해 만들어지는 생리 반응으로, 질병이 아니다.

오히려 염증 반응은 생명체에 반드시 필요한 신체의 방어 체계에 해당한다. 그러나 염증은 감염을 치유하거나 조직의 재생을 증진시키는 기능을 함과 동시에 염증의 결과로 조직이 손상되거나 질병에 걸리기도 한다. 그렇기에 인체에 필요 이상의 염증 반응이 생기면 안 되는 것이다.

급성염증은 인체 조직의 직접적인 손상을 통하여 즉각적인 반응으로 나타나며 발적(피부가 빨갛게 부어오르는 현상), 부종, 발열, 통증, 기능저하를 일으킨다. 만성염증은 주로 인체의 기능저하와 만성통증, 피로감을 수반하며 다양한 염증성 질환을 동반한다. 중이염, 인후염, 폐렴, 장염, 위염, 관절염, 류머티즘 및 류머티스 관절염, 치주염 등 염 자로 끝나는 모든 질병의 이름은, 해당 장기에 염증 반응이 심하게 나타나서 생기는 만성염증성 질환이다.

이 밖에도 많은 질병이 염증 때문에 발생한다. 염증성 질환은 전 세계적으로 흔한 건강 문제가 되었다. 특별한 증상 없이 온몸이 쑤시고, 결리고, 아픈 증상들은 대부분 만성염증으로 인한 것이다. 염증이 만병의 근원이고 모든 통증을 일으키는 주요 원인이라는 견해가 현대의학계의 정설이다.

2010년도에는 미국에서 실내에서 할 수 있는 어싱 용품이 특허청에 등록되기도 했다.(특허 번호 US-7724491-B2, 염증및 자가면역질환 대처법Method of treating inflammation and autoimmune diseases) 해당 특허는 염증 및 자가면역 질환을 치료하는 데 사용될 수 있는 어싱의 기술적 아이디어와 방법을 보호하기 위한 것이다. 이 특허는 물론 어싱의 효과가 과학적으로 입증되었음을 말하는 것은 아니지만, 어싱에 대한 미국사회의 관심을 반영하는 것으로 볼 수 있다.

영국 유명 의학 저널에 게재된, 어싱으로 염증을 제거한 사례들

어싱이 염증을 해소한다는 해외의 의학 논문을 들여다보자. 이곳에 사진 자료와 함께 제시한 매우 놀라운 염증 감소 사례들은 《염증 연구 저널 Journal of Inflammation Research》 2015년 8월호 (83~96쪽)에 실린 것이다.

어싱만으로 염증이 이처럼 현저하게 감소했다는 사례 자체도 주목할 만한데, 더욱이 의학 분야에서 권위를 인정받는 출판사에서 이를 확인해서 전문 저널에 출판한 사실이 학계 및 일반의 관심을 받고 있다.

이들 사례 및 이미지 자료들은 필자가 이 저널의 저작권을 소유하고 있는 영국의 학술 출판사 도브 메디컬 프레스 Dove Medical Press에 직접 요청해서 받은 것이다. 도브 메디컬 프레스(www.dovepress.com)는 세계적인 출판 그룹인 테일러 앤 프랜시스 Taylor & Francis 그룹 산하에 속해 있다. 이 출판사는 의학, 생명 과학, 임상 연구 등의 분야에서 다양한 저널을 발행하고 있으며, 연구자들 사이에서 높은 평가를 받고 있다. 특히 논문의 출판 전 '동료 검토 peer review' 과정을 통한 검증 작업으로 연구 결과에 대한 신뢰도를 높이고 있는 것으로 알려져 있다.

저널에 실린 논문의 저자는 제임스 오슈만 James L Oschman, 가에탕 슈발리에 Gaetan Chevalier, 리처드 브라운 Richard Brown이다.

다음은 논문의 핵심 내용이다.

"인체와 지표면의 전도성 접촉은 생리와 건강에 좋은 효과를 미친다. 이러한 효과는 염증, 면역반응, 상처 치유, 만성염증, 자가면역질환의 예방과 치료다. 어싱은 통증을 줄이고 호중구 및 림프구의 수를 늘리며 염증과 관련된 다양한 화학적 요인에도 긍정적인 영향을 미친다. 어싱은 부상에 대한 염증 반응 감소와 격렬한 운동 후의 근육통 감소에도 효과를 미친다."

어싱의 염증 감소 사례 1 – 당뇨발이 2주 만에 좋아지다

아래 사진들은 8개월 동안 당뇨발로 고통받던 당뇨병 환자(84세)의 발이 2주간의 어싱 과정을 통해 변화하는 모습을 촬영한 것이다.

사진 A는 어싱을 실행하기 전의 발 상태다. 속살이 보이는 붉은 상처와 거친 피부 상태가 보인다. 사진 B는 1주일간 어싱을

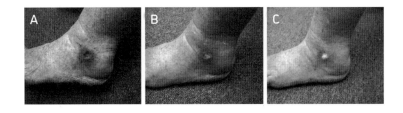

한 후의 상태다. 피부 상태가 개선되고 상처도 눈에 띄게 아물어 보인다. 사진 C는 2주일간 어싱을 하고 난 후이다. 피부색이 극적으로 좋아지고 상처도 거의 아물었다.

환자는 새 신발을 신고 상처가 생겼다. 이런저런 방법으로 상처를 치료해도 차도가 없던 상태였다. 하체의 혈관을 촬영한 결과 혈액 순환이 원활하지 못했다. 의자에 앉아 전도성 어싱 패치를 환부에 붙이고 매일 30분씩 어싱을 하였다. 어싱 전에 환자는 발을 절뚝이고 고통스러워했다. 맨 처음 어싱 패치를 환부에 붙이고 30분 만에 통증이 줄어들고, 1주일 후에는 통증의 80퍼센트, 2주일 후에는 통증이 모두 사라졌다.

어싱의 염증 감소 사례 2 - 이틀 만에 상처가 거의 아물다

투르 드 프랑스Tour de France는 세계에서 가장 긴 코스(3,500km)를 자랑하는 자전거 대회다. 다음 사진은 이 대회에 참가한 선수

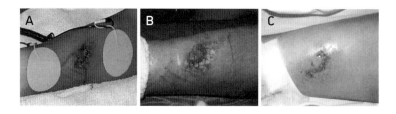

어싱, 생명을 살리는 접속

의 부상이 어싱을 통해 이틀 만에 호전된 모습을 보여준다. 상처
는 자전거 체인에 다리가 걸려서 생겼다.

사진 A는 부상 후 상처 부위에 어싱 패치를 붙인 모습이다.

사진 B는 어싱 패치를 붙이고 하루가 지난 상태다.

사진 C는 어싱 패치를 붙이고 이틀이 지난 상태다.

이 선수는 어싱을 하고 상처의 발적, 통증, 부기가 최소화되
었다. 이틀 만에 경기에 다시 투입되었다. 일반적으로 이 정도의
상처를 입으면 경기를 포기해야 하지만, 이 선수는 어싱으로 상
처가 급격히 좋아진 덕분에 경기를 완주할 수 있었다.

어싱의 염증 감소 사례 3 – 어싱 수면으로 염증을 잡는다

다음 사진은 수면 중 염증 감소 사례를 보여준다. 의료용 적
외선 열화상 카메라로 촬영했다. 열화상 카메라는 피부 온도의
미세한 변화를 기록한다. 염증이 많은 부위는 피부 온도가 높아
서 붉은색으로, 염증이 적은 부위는 피부 온도가 낮아서 푸른색
으로 나타난다(이 책은 흑백사진으로 인쇄되어서 색깔의 차이를 보여
드릴 수 없는 데 대해 독자 여러분의 양해를 구한다 – 편집자).

사진 A를 보면 허벅지와 발등의 염증이 많아서 붉은색으로
나타난다. 나흘 동안의 어싱 수면 후에 촬영한 바로 밑에 있는

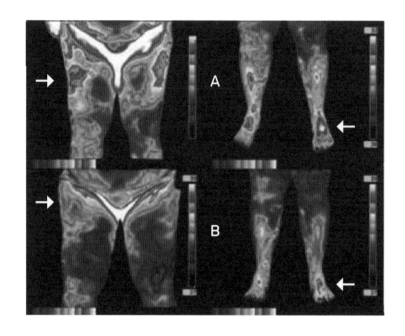

사진 B를 보면 허벅지와 발등의 피부 온도가 낮아지고, 전체적으로 색상이 푸른색으로 많이 바뀌었다. 통증이 많이 줄어들었다. 이는 어싱 수면을 통하여 염증이 감소한 것을 나타낸다. 두 다리의 피부 온도의 대칭 상태를 보면 균일함을 알 수 있다.

어싱의 염증 감소 사례 4 - 15년간의 통증과 부기가 6일 만에 50퍼센트 완화

사진은 15세에 체조하다가 부상을 입은 33세 여성의 적외선

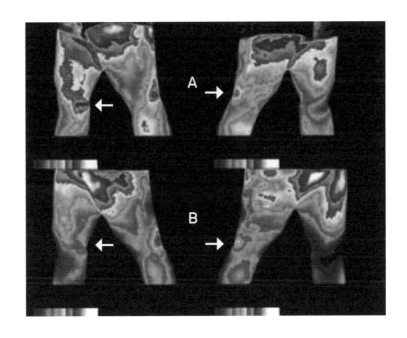

열화상 카메라 영상 사진이다. 여성은 우측 다리의 만성적인 무릎 통증, 부기, 서 있기 불편함 등에 시달리고 있었다. 통증을 줄이기 위하여 무릎 사이에 베개를 끼고 잠을 청할 정도였다. 수년 동안 다양한 치료를 하였지만 큰 효과를 보지 못하였다.

사진 A를 보면, 우측 무릎 뒤편의 안쪽과 바깥쪽에 염증이 심각함을 알 수 있다. 사진 B는 어싱 실행 후 피부 온도가 내려가며 염증이 완화된 것을 보여준다. 사례자는 어싱 패치를 붙이고 30분 후 통증의 감소를 느꼈다. 6일 동안 접지 후에 50%의 통증이 감소한다. 4주 후 축구를 할 수 있을 정도가 되었고 15년 만에 처음으로 가벼운 통증만 느꼈다. 어싱을 시작하고 12주 후에는 통증의 90퍼센트가 사라지고 부기도 없어졌다. 수상스키도 즐길 수 있게 되었다. 6개월 후에는 하프 마라톤을 완주했다고 한다. 이러한 극적인 변화는 어싱을 시작하기 전에는 상상도 하지 못한 일이었다.

위의 사례들에서 드러나듯이 만성 질병의 원인인 염증이 아무런 의료적인 처치도 없이 어싱만으로 제거되거나 유의미하게 감소했다. 모든 질병의 90퍼센트가 염증으로 인해 발생하는 것으로 알려져 있으니, 염증을 제거하는 어싱의 효과는 가볍게 볼 일이 아니다. 단순히 땅과 피부를 접촉하는 것만으로 염증을 제거할 수 있음을 보여주는 연구 결과는 염증 치료의 새로운 문을 연 획기적인 발견이다. 어싱으로 염증을 치유한 사례들이 좀 더 다양해지고 과학계의 검증을 받아 주류 의학계에서 활용함으로써 더욱 많은 사람이 땅이 거저 주는 어싱의 혜택을 받을 수 있기를 기대한다.

정전기 배출로
세포를 살려라

정전기는 체내 독소로 작용한다

체내 정전기가 만병의 원인이라고 주장하는 일본의 저명한 의사가 있다. 바로 호리 야스노리堀泰典, 1956년~ 박사다. 일본에서 수많은 난치병 환자를 치료한 명의로 이름이 높다. 쇼와대 객원 교수인 호리 박사의《모든 병은 몸속 정전기가 원인이다》라는 책이 국내에 번역 출판돼 있다. 그는 정전기가 체내에 쌓여 건강에 해를 끼친다고 최초로 주장함으로써 주목을 받았다. 호리 박사는 이론에만 그치는 것이 아니고 실제로 체내 정전기를 없애는 방법으로 다양한 병증의 환자들을 치료하고 있다.

체내 정전기 이론은 어싱의 치유 효과를 의학적으로 이해하는 데 매우 가치가 있다. 체내 정전기 이론과 어싱이 관계 있다고 가정했을 때, 주된 효과는 정전기 배출로 인한 것이다. 필자역시 이 견해에 동의하며 어싱을 통한 체내 정전기 제거도 어싱의 중요한 효과로 인정해야 한다고 본다.

생명을 유지하기 위해서는 대사과정이 꼭 필요하다. 대사과정을 거치면서 다양한 생리적 쓰레기가 몸속에 쌓인다. 이러한 쓰레기들은 인체를 질병에 노출시키는 독소로 작용한다. 이 중에는 물리적 쓰레기 말고도 생체 전자기 쓰레기가 있다. 세포막이나 혈관 벽, 지질층脂質層에 쌓이는 체내 정전기, 세포나 신경의 손상된 부위에서 흘러나오는 생체 전기누전, 세포의 전자기적 생리대사의 주된 요소인 세포 전압의 불균형 등이 전자기 독소로 작용한다.

체내 정전기나 체내 누전은 적절하게 배출되지 못하면, 세포를 죽이고 생체 전기의 흐름을 불안하게 하여 생리적 전자기 신호를 방해한다. 세포 전압도 안정되지 못하면 세포 전류의 불안한 흐름과 신경세포 상호 간의 정보 전달을 방해한다. 인체는 고도의 전자기적 생명체이기에 생명 활동 가운데 전자기적 독소가 나오는 것은 당연하다. 이러한 전자기적 독소는 인체의 생리

대사를 방해하는 요소로 작용한다.

체내 전자기 독소를 배출한다

현대의학에서 주된 질병 치료법은 약물을 인체에 주입하여 증상을 완화하는 것이다. 그러나 자연치유에서는 인체의 정화, 즉 인체에서 독소를 제거하는 것을 우선한다. 인체를 먼저 정화한 후에 필요한 약이든 음식이든, 건강식품이든 복용해야 한다고 본다.

인체의 독소를 제거하는 요법을 디톡스解毒, detox라고 한다. 이와 같은 관점에서, 체내 정전기, 체내 누전, 체내 전압과 같은 인체의 전자기적 독소를 정화하는 것을 필자는 일명 '전자 디톡스electron detox'라고 부른다. 체내 정전기는 대표적인 전자기적 독소로, 우리 몸을 정화하기 위해서는 꼭 제거해야만 한다.

정전기란 물체의 표면에 모여 있는 전기다

모든 물질은 원자들의 덩어리다. 원자는 음전하를 띠는 전자, 양전하를 띠는 양성자, 전하를 띠지 않는 중성자로 구성된다. 물질(원자)은 마찰, 접촉, 박리(결합된 두 물체를 떼어내는 행위) 등과 같은 외부의 힘을 가하면 원자에서 원자로 전자가 이동한다. 다른 원자에서 전자가 옮겨와서 양성자보다 많아진 원자는 음전하를 띤다. 전자를 잃어버린 원자는 양성자가 많아져서 양전하를 띠게 된다. 이것을 전기적으로 대전^{帶電}(어떤 물체가 전기를 띰)되었다고 한다.

정전기는 주로 전기가 통하지 않는 부도체^{不導體}에서 생긴다. 두 부도체가 서로 마찰, 접촉, 박리를 하면, 이 때문에 전자가 이동하여 물체가 대전된다. 부도체는 정전기를 띠면 전하가 어디로 흘러갈 수 없기에 물체의 표면에 머물러 있다.

물체는 대전된 상태를 유지하다가 전도체와 접촉하면 정전기를 방출한다. 이것을 방전^{放電}이라고 한다. 건조한 때에 자동차의 손잡이나 문고리를 잡으면 빠지직하고 스파크^{spark}가 일어나는 현상이 방전 현상이다. 금속은 일부가 접지되어 있다면 전하가 땅으로 흘러가기에 대전은 일어나지 않는다. 정전기는 항상 발생하며 공기 중 수분 함량과 밀접한 관계가 있다.

공기 중 수분 함량이 65퍼센트가 넘으면 정전기는 습기를 타고 대기로 부드럽게 방전되어 사람이 감지하지 못한다. 공기 중 수분 함량이 35퍼센트 아래로 떨어지면 면이나 나무 같은 정전기가 잘 일어나지 않는 천연 소재에서도 정전기가 발생한다. 공기 중 수분 함량이 모자란 매우 건조한 환경에서는 정전기가 대기로 잘 방출되지 않는다. 정전기는 습도의 유무와 관계없이 항상 일어나지만 대기의 수분 함량에 따라서 정전기 방전 현상이 달리 나타난다.

몸속 정전기는 세포 활동 스위치를 끈다

인체의 정전기는 몸 표면의 정전기와 몸속의 정전기로 나뉜다. 우선 몸 표면의 정전기를 알아보자. 피부와 공기의 마찰, 옷과 피부의 마찰, 입고 있는 옷과 옷의 마찰, 카펫 위를 걸을 때의 마찰, 운전할 때 자동차 좌석과의 마찰 등 다양한 원인으로 몸 표면에서 정전기가 일어난다. 현대인들의 옷감은 대부분 화학 소재이다. 천연 소재보다는 화학 소재의 옷감 원단에서 훨씬 더 많은 정전기가 발생한다. 이렇게 발생하는 정전기는 공기 중에 습기가 많을 때는 습기를 타고 대기로 부드럽게 방전이 되기에 감각적으로 인지하지 못한다.

그러나 건조한 계절에는 정전기가 대기로 방전되지 못하고, 몸 표면에 정전기 상태로 있다가 전도체에 손이 갑자기 닿으면 깜짝 놀랄 정도로 스파크가 일어난다. 피부에 정전기가 발생하면 피로가 잘 풀리지 않고, 피부가 건조해지며, 공기 중에 먼지들이 잘 들러붙고 정전기 유도 현상으로 전자파를 잘 흡수한다. 이러한 요인들은 활력과 건강에 악영향을 미친다.

호리 박사의 이론에 따르면 체내에서 혈액이 혈관을 흐를 때 혈관 벽을 마찰하면서 마찰로 인하여 다량의 정전기가 발생한다고 한다. 이것이 몸속 정전기다.

몸속에서 발생한 정전기는 주로 세포막의 지방과 글리세린에 쌓인다. 이렇게 세포막에 쌓인 정전기는 임계치가 넘어가면 세포막을 찢고 세포핵을 내려친다. 이것이 세포에서 일어나는 정전기 방전 현상이다. 정전기의 직격을 받은 세포는 DNA에 변형을 일으켜 각종 질병을 일으키는 이상 세포가 된다. 이상이 호리 박사의 몸속 정전기 이론의 골자다.

어싱으로 몸속 정전기를 배출하라

몸속 정전기 현상을 자연계에서 일어나는 번개 현상에 빗대어 이해하면 좀 더 쉽게 이해할 수 있다. 대기 중의 수증기가 하늘로 올라가면 온도가 내려가면서 구름 입자가 되고 구름 입자가 모여서 구름을 형성한다.

적란운積亂雲은 천둥과 번개, 소나기를 동반하기에 뇌운雷雲이라고도 한다. 큰 산이나 탑처럼 하늘 위로 높게 수직으로 솟은 적란운에서 주로 번개와 벼락이 발생한다. 구름 입자는 구름 아래쪽에서는 주로 물방울의 형태를 띠고, 위로 오를수록 온도가 낮아져서 크고 작은 얼음 알갱이가 된다.

상승 기류의 영향으로 지표면으로 떨어지지 못하는 얼음 알갱이들과 물방울은 구름 속에서 상승과 낙하를 반복한다. 이러한 과정 속에서 서로 충돌하고 마찰을 일으키면서 구름 아래쪽에는 음전하가, 위쪽에는 양전하가 쌓인다. 구름 아래쪽에 쌓인 음전하는 지표면의 여러 곳 가운데 상대적으로 양전하가 쌓인 곳과 전위차를 발생시키고, 전위차로 인하여 구름 아래쪽에 쌓인 음전하(정전기)가 천둥과 번개를 동반하며 지표면으로 벼락이 떨어진다.

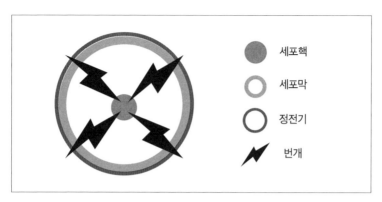

●	세포핵
○	세포막
◯	정전기
⚡	번개

몸속 정전기는 세포를 직격한다

　호리 박사는 자연현상인 벼락처럼, 세포막에 쌓인 정전기가 지질층을 찢고 세포핵을 내려치는 벼락을 일으킨다고 주장한다. 세포막에 축적된 몸속 정전기는 적절하게 배출되지 못하면 세포핵에 벼락(방전 현상)을 일으킨다. 이로 인하여 세포 막전위^膜電位(세포막 내부와 외부의 전위 차이)의 균형이 깨져서 세포의 이온 교환 능력이 붕괴된다. 이온 교환 능력이 깨진 비정상 세포는 각종 병의 원인으로 작용한다.

　호리 박사는 몸속에 쌓인 정전기는 적절하게 배출되지 못하면 염증과 활성산소를 만들어 인체를 산성화시키고, 혈액을 끈적이게 하여 혈액순환 장애를 만들고, 동맥벽을 두껍게 만들어 심근경색을 유발한다고 말한다. 또 뇌의 신경세포를 망가뜨려

알츠하이머를 유발하고, 근육의 기능을 떨어뜨려 근육통을 일
으키고, 입모근立毛筋(피부 진피층의 작은 근육)을 긴장시켜 아토피
를 생기게 하고, 인슐린 분비를 감소시켜 당뇨에 걸리게 하고,
신경세포를 손상시켜 세포 간 정보 전달을 방해하고, 세포의 산
화 반응을 일으켜 노화를 촉진하고, 유전자를 공격하여 암을 유
발한다고 말한다.

호리 박사는 환자를 치료할 때 반드시 몸속 정전기를 없애는
생활 습관을 지도하며 치료한다. 호리 박사는 체내 정전기를 빼
는 주요한 방법으로 환자들에게 어싱을 권한다. 어싱을 하면 몸
표면의 정전기는 곧바로 배출된다. 그러나 몸속 정전기는 서서
히 배출되므로 어싱을 생활화해야 한다.

어싱을 세상에 알린 오버와 어싱 연구에 임한 많은 과학자들
은 어싱을 하면 자유전자가 인체에 유입되어 질병을 치유할 수
있고 건강에 큰 도움이 된다고 말한다. 호리 박사는 어싱으로 몸
속 정전기를 배출하는 것이 치유와 건강에 도움이 된다고 말한
다. 서로 초점은 다르지만 양쪽의 관점 모두 어싱의 중요한 치유
원리인 것만은 확실하다.

어싱은
전자파를 막아준다

전자파란 전자기 흐름에서 발생하는 에너지 파동이다

전자파는 파동이다. 파동^{波動, wave}을 이해하려면 반드시 진동^{振動, oscillation}을 이해해야 한다. 파동은 진동 현상을 기반으로 나타난다. 진동과 파동은 모든 물질이 갖춘 물리적 속성이며 자연과학의 가장 기초적이고 핵심적인 개념이다. 모든 원자는 진동을 한다. 물질의 최소 단위는 원자이기에 모든 물질과 사물은 진동과 파동을 한다.

이 우주에 진동하지 않는 사물은 존재할 수 없다. 원자는 전기력이 작용하여 자체적으로 진동한다. 진동은 진동수^{振動數}를 가진다. 진동수를 주파수周波數라고도 하는데 1초에 1번 진동하면 1헤르츠Hz라고 한다. 물질이 진동하면 진동 에너지가 나타난다. 이 에너지가 한 점에서 주변으로 퍼져나가는 현상이 파동이다. 파동은 물질의 이동이 아닌 진동하는 에너지의 이동이다. 즉 파동은 진동으로 나타난 에너지의 전달 현상이다. 진동이 없으면 파동도 없다.

전자파electromagnetic wave란 전자기의 흐름에서 발생하는 에너지 파동이다. 전기가 흐를 때 그 주위에 자기장이 형성되며, 시간에 따라 변하는 전기장과 자기장은 전자파를 형성한다. 전자파의 발생은 자연적인 것과 인위적인 것으로 분류할 수 있다. 자연적인 것으로는 태양에서 생기는 적외선, 가시광선, 자외선, 엑스선, 감마선 등의 전자파가 있다. 전리층(지구 대기권의 일부로 공기 분자가 전자와 이온으로 분리되는 곳)과 지구 사이의 전자파도 있다. 인위적인 것으로는 온갖 전력선, 방송 통신망, 산업 설비, 전기 전자제품 등 전기를 사용하는 모든 시설과 장비에서 발생하는 전자파가 있다. 전자파는 공간으로 직진, 반사, 회절, 굴절 등을 하면서 1초에 30만 킬로미터에 달하는 빛의 속도로 전파되어 나간다.

전자파는 주파수가 높은 순서대로 감마선, X선, 자외선, 가시

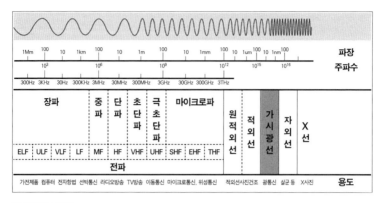

전자파의 분류

광선, 적외선, 전파 등으로 분류된다. 주파수가 높으면 고주파,

낮으면 저주파라고 한다. 모든 공간에는 다양한 주파수의 전자

파가 흘러 다닌다. 이러한 전자파 가운데는 인체에 피해를 입히

는 유해한 전자파도 있고 실생활에 유용하게 사용되는 전자파

도 있다. 전기를 띤 물체 주변에 형성된 전기장을 전계電界, electric

field라고 한다. 자석이나 전류의 흐름으로 물체의 주변에 생긴

자기장을 자계磁界, magnetic field라고 한다. 전계는 전압에 의해서

발생하고. 자계는 전류에 의해서 발생한다. 전기와 자기의 파동

이 합쳐져서 전자기파(전자파)를 형성한다. 전자파의 피해를 구

분할 때는 전기장(전계)과 자기장(자계)을 잘 구분해서 이해해야

한다.

어싱, 생명을 살리는 접속

- 전계(전기장)의 측정 단위는, V/m(볼트퍼미터)로 읽는다.
- 자계(자기장)의 측정 단위는, G(가우스) 또는 T(테슬라)로 읽는다.
- $1mG = 0.1\mu T$(1미리가우스=0.1마이크로 테슬라)

전자파는 전기장과 자기장을 모두 측정하여 각각의 허용치를 적용해야 한다.

생활 속 전자파를 조심하라

스트레스의 원인은 우리가 쉽게 인식할 수 있는 것들도 있지만, 인식하기 힘든 것들도 있다. 예를 들면 악취, 소음, 흉한 대상, 불편한 자리 등과 같은 것은 인식 가능한 스트레스 원인이다. 이러한 것들은 의식적으로 피할 수 있다. 이와 달리 누군가 나에게 저주, 미움, 원망을 보낸다든지, 기운이 나쁜 집이나 장소, 물건과 같이 인식하기 어려운 무의식적 스트레스 원인도 있다. 전자파로 인한 스트레스는 오감으로 인식하기 어려운 전자기 에너지 차원의 무의식적 스트레스에 속한다. 이러한 무의식적 스트레스는 지속적으로 노출되어도 그것을 알지 못하기에 위험하다.

일상적인 환경에서 전자파의 피해는 곧바로 나타나지 않는다. 하지만 마치 가랑비에 옷이 젖듯이 만성적인 피해를 서서히 인체에 끼친다. 그렇다 보니 전자파는 크게 걱정할 것이 없다고 주장하는 이들도 있다. 그러나 전자파가 인체에 명백한 피해를 준다는 연구, 논문, 임상 자료가 셀 수 없이 많다.

전력 사업은 국가적인 사업이고 전자제품과 전자기기들은 대기업들의 사업 영역이다. 그래서 작은 연구 그룹이나 소시민 단체가 전자파의 위험성을 주장하여도 이들은 크게 신경을 쓰지 않는다. '동네에 송전탑이 지나가고 나서 가축들이 임신이 되지 않는다. 주민들에게 갑자기 암 환자가 많이 늘어났다. 원인 모를 만성적인 통증과 피로가 많아졌다'는 등의 뉴스는 한때 잠시 이슈로 떠오르다가 사라지고 만다.

우리는 어디를 가나 방송 통신 전자파와 전기 사용으로 인한 전자파를 피할 수 없다. 국가정책이 우선인 정부와 이윤 추구가 우선인 기업들은 개개인에 미치는 전자파의 위험성을 신경 쓰지 않는다. 몇몇 선진국에서만 전자파의 유해성을 사람들에게

어싱, 생명을 살리는 접속

알리고 대응책을 세울 뿐이다. 그런 나라를 빼고는 대부분 정부와 기업의 편에서 만들어진 실효성이 약한 정책과 대응책을 내놓을 뿐이다.

전자파의 유해성은 아무리 강조해도 지나치지 않다

전자파의 유해성을 보여주는 자료는 너무나 많기에 이 책에서 일일이 다 열거하지는 않으려 한다. 여기서는 2012년 국회 보도자료를 중심으로 전자파의 유해성을 살펴볼 것이다.(2024년 현재도 변한 것은 없다.) 환경부와 지식경제부가 제출한 자료를 토대로 심상정, 김제남 의원이 분석한 것이다. 보도자료 내용 중 전자파의 유해성 부분만 옮긴다.

- 2002년에 국제 암 연구센터[IARC]는 전자파를 발암물질 2B(발암 가능 물질)로 분류하였으며, 3~4mG 이상의 전자파에 만성 노출되면 소아백혈병 발병률이 두 배 이상 증가하고, 암, 발달장애, 면역장애, 우울증, 신경 질환, 생식기능 장애 등을 유발할 수 있다고 보고하였다.

• 53만 가구 대상으로 연구한 스웨덴 카로린스카 연구소 Karolinska Institutet 보고에 따르면 전자파에 2mG 이상 장기 노출되면 소아백혈병이 2.7배, 성인 급성 골수염은 1.7배, 성인 만성골수백혈병은 1.7배 증가한다. 3mG 이상 장기 노출되면 소아백혈병은 3.8배 증가하는 것으로 연구되었다.

• 미국 국립 방사선 방호위원회NCRP는 전자파가 인간의 수면 사이클에 영향을 미치고, 심장병, 알츠하이머(치매) 환자에게 나타나는 것과 같은 퇴행성 변화를 막아주는 멜라토닌 호르몬 분비를 방해할 수 있고 소아 백혈병을 유발할 수 있다고 하여, 1995년부터 전자파의 자기장이 2mG를 넘지 않도록 권고하였다.

• 일반적으로 전자파가 인체에 미치는 열작용은 적지만, 전자파 발생 기구(핸드폰, 송전탑, 가전제품 등)가 사람 몸에 가까이 작동함으로써 신경회로의 장애나 세포단위의 유전적 결함 발생으로 인한 암(백혈병) 등의 유발 인자가 나타나는 것으로 연구된다. 전자파에 의해 나타나는 대표적인 증상은 두통, 불면증 등의 생리적인 신경장애와 각종 순환기에

미치는 악영향이다.

• 전자파의 인체 위해성 여부에 대한 국제적인 논란은 20여
  년 넘게 지속되면서 동물실험, 역학 연구 등을 통하여 전자
  파가 인체에 미치는 위해성 여부, 노출량 기준 설정 및 법
  제화를 통한 강제 규제 등에 대한 논쟁은 지속되고 있다.
  그러나 최근에는 전자파의 위해성에 대한 보고가 많아지
  면서 전자파 규제를 강화하는 추세로 변화하고 있다.
  국제 비전리복사방호 위원회ICNIRP, 미국의 국립 방사선 방
  호위원회와 캘리포니아주, 독일, 스웨덴, 네덜란드, 스위스
  등의 유관기관에서는 전자파의 열적 작용뿐만 아니라, 극
  저주파에 의하여 발생하는 생물학적 영향인 비열적非熱的 작
  용의 가능성을 고려하여 기준을 설정하였다. 스위스에서는
  예방적 접근 차원에서 인체 영향을 언급하고 있으며 특히
  환경 민감 시설에 대한 엄격한 노출 한계치를 정하였다.

전자파 허용치에 대한 안전한 법적 기준을 마련해야 한다

우리나라의 전자파 법적 허용 기준치는 안전하다고 할 수 없다. 아래 역시 위에 인용한 보도자료의 내용이다.

- 우리나라 전자파 기준은 일시적인 충격의 수치를 의미하는 국제 비전리복사방호 위원회의 권고기준 833mG을 채택하고 있다. 이는 사전 예방주의 원칙에 따라 기준을 정한 스웨덴 2mG, 네덜란드 4mG, 스위스/이스라엘 10mG 기준에 비해 각각 414배, 108배, 83배 높은 수치이다.

- 이러한 기준(833mG)은 국민 건강을 외면한 비현실적 기준이다. 이에 따라 그동안 한전은 송전탑 건설에 따른 주민 손해보상에 대한 기준 설정연구는 20mG 이내 범위를 기준으로 진행하여 왔다(지경부 2011-b). 현행 833mG 기준을 사용하게 되면 주민 손해보상이 필요 없어져, 송전탑 등으로 발생되는 건강 문제와 주민 갈등을 현실적으로 해결할 수 없기 때문이다.

　어싱, 생명을 살리는 접속

- 심상정 · 김제남 의원은 "우리 국민의 전자파 노출 인구는 충격적인 수준이다"라며 "국민 건강보다 업체의 이익을 우선한 전자파 기준을 현실화하여 전자파 노출을 관리하여야 한다"라고 지적했다. 특히 "보건과 비용을 고려하여 도심지 송전선로를 학교 · 병원 등에서 멀리 배치하고, 전력선의 높이를 올리는 등 '현명한 회피prudent avoidance' 방안을 강구하여야 한다"라며 "신규 송전선로에 대해서는 선진국 수준으로 전자파 규제를 강화해야 한다"고 말했다.

다음 도표는 한국전력 홈페이지 자료다. 우리나라의 자기장(전자파) 법적 허용치는 83.3마이크로테슬라이다. 이를 mG, 즉 밀리 가우스로 환산하면 833mG이다. 사전 예방주의 원칙에 따라 기준을 정한 선진국과 비교해보자. 스웨덴 2mG, 네덜란

산업통상자원부 고시 전기설비기술기준 제17조 및 특고압전선로 인체보호기준에 반영되어 있습니다.

전계(kV/m)	자계(μT)	비고
3.5	83.3	전기설비기술기준 제17조(04년 2월 제정) 특고압 전선로 인체보호기준(19년 1월 제정) ('98년 ICNIRP 기준 준용)

국내 전자파 기준(2024년 현재)

드 4mG, 스위스/이스라엘 10mG가 한계치다. 참고로 미국은 100~200mG이고, 국제 기준치는 62.5mG이다. 엄격하게 관리하는 선진국에서는 보편적으로 2에서 8mG의 허용치를 적용한다.

대한민국의 전기장·자기장·전자파의 기준

우리나라에서 정한 833mG는 신경과 근육의 쇼크와 같은, 직접적인 인체 영향을 방지하기 위하여 설정한 자기장의 순간 최대 노출량을 기준으로 했다. 그러나 우리가 말하는 전자파의 피해는, 강한 전자파에 순간적으로 노출되었을 때 발생하는 피해를 가리키는 것이 아니다. 2mG에서 8mG 이상의 자기장 전자파에 만성적으로 꾸준하게 노출되는 생활환경을 말한다.

위 내용은 자기장을 기준으로 하는 보고서 내용이다. 이제는 전기장의 법적 허용치를 알아보자. 주요한 선진국과 영향력 있는 국제 민간단체의 전기장 기준 수치는 10V/m 미만이다. 위의 도표를 보면 우리나라의 전기장 기준은 3.5kV/m이다.

3.5kV/m를 V/m 단위로 변환하면 3,500V/m이다. 전자파

어싱, 생명을 살리는 접속

예방 선진국 기준인 10V/m에는 비교가 되지 않는 높은 수치가 법적 허용치로 정해졌다. 이상에서 살펴본 바와 같이, 우리나라도 이제 더 이상 미루지 말고 선진국에 준하는 전자파의 법적 기준치를 새로 정해야 한다.

저주파성 전자파도 유해하다

자연 또는 인공적인 전자파를 포함하여, 송전선, 가정의 전기 배선 및 전기 전자제품 등에서 발생하는 모든 전자기장 환경을 통칭하여 EMF 필드Electromagnetic Field라고 한다. 오늘날 모든 생활 공간은 EMF 박스라고 해도 과언이 아니다. 초고주파에서 극저주파 영역의 전자파 상자라고 할 수 있다. 우리가 일상적으로 사용하는 생활 전기는 1초에 60번(60Hz) 진동하는 극저주파 영역의 전자파다. 극저주파는 1초에 1,000번 이하로 진동하는 것을 말한다. 각종 가전제품과 조명, 전력선들이 집 안의 벽면과 천장 공간에 즐비하다. 한국전력이나 몇몇 전문가들은 고주파 대역이 아닌 저주파 영역의 전자파는 인체에 유해하지 않다고 주장한다.

그러나 그렇지 않다. 고주파 대역의 전자파는 인체에 열熱적 작용을 발생시켜 생리적으로 부정적인 영향을 미친다. 스마트 폰을 귀에 대고 장시간 사용하면 머리에 열이 나는 현상이 그런 것이다. 저주파성 전자파는 인체에 비열非熱적 작용을 일으키며 생리에 부정적인 영향을 미친다. 이에 대한 연구 논문도 많다. 아래는 앞에서 인용한 국회의 보도자료 내용 중에서, 저주파성 전자파의 유해성에 대한 것이다.

- 전자파는 전기와 자기의 주기적 변화에 따라 진동이 공간 으로 퍼지는 파동(에너지)이다. 전계는 전압의 세기에, 자계 는 전류의 크기에 비례해 발생한다. 지금까지 유해성이 밝 혀진 것은 주파수가 높고 파장이 짧은 가운데 강력한 에너 지를 내뿜는 감마선이나 X선 등의 전리방사선이다. 이들 은 세포의 분자 결합을 파괴해 DNA에 이상을 초래한다. 자외선도 치명적인 피부 질병을 유발한다. 최근 '전자파 공 해'로 논란이 되는 것은 감마선이나 X선이 아니다. 이보다 파괴력이 훨씬 약한 극저주파(0~1kHz), 저주파(1~500kHz), 통신파(500kHz~300MHz), 마이크로웨이브(300MHz~300GHz) 등 이다. 주파수가 높은 마이크로웨이브가 가장 해로울 것 같

지만, 실제로는 가정용 전원으로 사용하는 60㎐의 극저주파가 인체에 더 해로운 것으로 알려졌다. 특정한 주파수 대역에서 전자파의 심각한 장애가 나타나는 것이다.

• 일반적으로 극저주파성 전자파는 전력선에서 발생하는 60Hz 전자파를 말한다. 극저주파는 가정 내에서 사용하는 전기 전자제품과 옥내 배선 전력회사의 송전선로나 배전선로 등에서 많이 발생한다.

60Hz 생활 전기를 사용하는 공간은 극저주파성 전자파에 항상 노출되어 있다. 주변 환경이 생활 전기 사용에 많이 노출되었다면, 이러한 환경에서는 쉽게 피로하고 능률이 오르지 않는다. 극저주파성 전자파에 많이 노출되기 때문이다. 잠을 자는 수면 공간에 각종 전기 전자제품들이 많다면 전자파의 영향으로 숙면을 취하기 곤란한 수면 환경이 된다.

60Hz 저주파는 인체 전압을 올린다

생활 전기는 60Hz의 극저주파 대역이다. 전자기기를 사용할 때 발생하는 극저주파성 전자파의 전기장은 인체에 유도된다. 유도된 전자파는 인체 전압을 올린다. 인체의 전압이 상승하면 산화 스트레스가 발생하여 활성산소가 생기며 피로가 쌓이고 몸 상태가 나빠진다. 그러면 전기를 사용하는 실내 공간에서 전기장 전자파로 인하여 인체로 유도된 전압이 어느 정도일 때 안전하다고 할까?

사실 국내에서는 이 기준에 대해 언급하는 것을 보지 못했다. 우리에게는 기준이 없으니 건강한 주거 환경을 연구하는 독일의 생태 건축 관련 단체의 기준을 살펴보자.

독일의 생태 건축 연구 역사는 50여 년이 넘는다. 서양에서는 생태 건축에 대한 연구나 지식을 흔히 '건축 생물학'이라고 부른다. 독일은 과학 선진국답게 건축물 전자파의 유해성에 대해 대한 연구 결과도 많고 그에 따라 적절한 가이드라인을 제시하고 있다.

다음 도표는 1983년에 설립된 독일의 건축 생물학 연구소에서 2015년에 발표한 '수면 공간의 건축 생물학적인 가

실내(수면 공간 기준)의 인체전압

이드라인'에 있는 자료다(Supplement to the Standard of Building Biology Testing Methods SBM-2015. Building Biology Evaluation Guidelines for Sleeping Areas). 도표의 빨간 줄은 우리가 알고 싶은 극저주파성 전자파의 전기장 영향으로 상승한 바디전압body voltage을 나타내는 기준치다. 수면 공간을 기준으로 하였지만 깨어 있는 공간도 이와 같은 기준을 적용해도 좋을 것이다. 위의 자료에서 보듯이, 전기장의 영향으로 나타난 100~1,000mV의 인체 전압은 심각, 1,000mV 이상이면 매우 심각으로 기준이 정해졌다.

보통 전기를 사용하는 실내 공간에서 인체 전압은 1,000mV가 쉽게 넘어간다. 전기장 전자파가 많이 나오는 전기 온열매트에 누워 잠을 자면 인체 전압은 밤새 몇 만 mV까지 오른 상태를 유지한다. 생각만 해도 아찔하다. 안타깝게도, 이러한 전기 온열 장판이나 매트가 시중에 매우 많다는 사실을 아는 분들이 드물다. 법적인 문제가 발생할 수 있어 전기온열 제품의 문제점을 상세하게 말하지 못하는 것이 유감스러울 따름이다. 우리나라는 이러한 기준 자체가 없으니 이 자료의 내용이 생소할 것이다. 그러나 서구 사회의 '건축 생물학'이라는 전문 분야에서는 저러한 가이드라인을 제시하며 실생활에서 따르라고 권고한다.

어싱은 인체 전압을 내린다

어싱을 하면 생활 전기(60Hz)에서 나오는 극저주파성 전자파로 인하여 상승한 인체 전압이 급격하게 떨어진다는 것을 보여주는 연구 결과가 있다.

다음 도표는 미국의 《대체 및 보완의학 저널》 2004년 10권 5호(*The Journal of Alternative and Complementary Medicine*, Volume 10, Number 5, 2004, pp. 767~776)에 실린, '수면 중 인체 접지의 생물학적 효과: 코르티솔 수치 및 수면, 통증, 스

주제	접지 수면 중 인체 전압 측정 침대에 누워 있는 피험자의 신체에서 측정된 전기장 유도전압		
		접지 전	접지 후
1		3.940 V	0.003 V
2		1.470 V	0.001 V
3	어싱 전	2.700 V	어싱 후 · 0.004 V
4		1.200 V	0.002 V
5		2.700 V	0.005 V
6		1.670 V	0.005 V
7		5.950 V	0.008 V
8		3.940 V	0.008 V
9		3.750 V	0.010 V
10		2.300 V	0.009 V
11		5.980 V	0.020 V
12		3.640 V	0.006 V

침실 전압

트레스의 주관적 보고를 통해 측정(The Biologic Effects of Grounding the Human Body During Sleep as Measured by Cortisol Levels and Subjective Reporting of Sleep, Pain, and Stress)'이라는 학술 연구 내용을 잘 보여준다. 피험자들은 생활 전기를 사용하는 극저주파 환경인 본인 침실에서, 전도성 어싱 매트리스를 사용하여 어싱을 하였다.

어싱 전 피험자 열두 명의 인체 전압 중에서, 가장 높은 수치는 11번 피험자의 5.980V(5,980mV)다. 어싱 후에는 0.02V(20mV)로 내려갔다. 어싱 전 낮은 수치는 4번 피험자의 1.2V(1,200mV)로, 어싱 후에는 0.002V(2mV)로 내려갔다.

어싱 전에는 피험자 모두 1.200~5.980V(1,200~5,980mV)까지 인체 전압이 형성되어 있다. 건축 생물학의 가이드라인에 따르면 피험자들은 자신의 침실에서 매우 심각한 수준의 전자파에 영향을 받으며 생활하고 있는 것이다. 그러나 어싱을 실시하자 놀랍게도 즉각적으로 1~20mV 이하로, 모두 안전한 수치의 인체 전압으로 내려간다.

위에서 살펴보았듯이 어싱은 생활 전기 전자파의 전기장 피해를 막아준다. 실내와 수면 공간에서 늘 어싱 상태로 생활하면 극저주파성 전자파의 위해성을 차단할 수 있다. 우리 몸속에서는 30~60마이크로 암페어 수준의 매우 미세한 생체 전류가 흐른다. 밀리볼트 단위의 미세 전압은 이 전류의 흐름에 관여한다. 그러므로 건축 생물학 가이드라인 기준에 1,000mV 이상(매우 심각)으로 인체 전압을 상승시키는 생활 전기 전자파 환경은, 생체 전기적 인체 대사를 교란할 수 있다.

아쉽게도 자기장 전자파와 고주파 영역의 전자파의 유해성을 차단하는 데 어싱이 도움이 되는지에 대해서는 아직 연구가 되어 있지 않다. 하지만 자기장은 일상생활에서 우려할 정도로 노출되기가 쉽지 않다. 그러니 크게 걱정할 필요가 없다. 그러나 수십만 볼트가 흐르는 송전선에 가까운 곳에서는 자기장이 위험을 끼칠 수 있다. 송전선 중심으로 100미터 이내는 위험하고 최소 300미터 이상 떨어져야 안심할 수 있다. 스마트폰과 방송 통신전파와 같은 고주파는 침실에서 완벽하게 방어할 수 있는 솔루션이 있다. 적당한 때가 오면 일반에 공개할 계획이다.

어싱은
수면 장애를 개선한다

뇌파를 안정시키는 어싱

뇌파 연구로 밝혀진 사람의 수면은 비렘^{NREM} 수면 1~4단계와 렘^{REM}수면으로 분류한다. 비렘수면 1~2단계를 얕은 수면, 3~4단계를 깊은 수면으로 나눈다. 비렘수면 1단계는 각성기와 수면기의 중간 상태로 쉽게 깨어날 수 있는 얕은 잠이다. 뇌파는 알파파가 나타나며 그보다 낮은 파동의 혼합 주파수가 나타난다. 비렘수면 2단계에서는 세타파와 수면 방추파라는 뇌파 현상이 나타난다.

수면 방추는 빠른 주파수의 뇌파 활동으로 학습과 기억에서 주로 나타난다. 수면 방추파에서는 K-복합파라는 뇌파 현상도 나타난다. K-복합파는 갑작스러운 소리에 반응할 때 나타날 수 있는 높은 뇌파다. 비렘수면 3단계에서는 느린 파동의 델타파가 나타나며 수면 방추파가 줄어든다. 비렘수면 4단계에서는 수면 방추파가 없어지고 서파(2Hz 이하)가 주로 나타나는데, 이를 깊은 수면이라 한다. 렘수면은 비렘수면의 주기가 끝나면 나타난다. 뇌파는 알파파와 유사하고 파형은 톱니 모양을 띤다.

생리 상태는 각성 상태와 비슷하고 근육의 긴장도는 느슨한 상태이며 빠른 안구 운동이 나타난다. 렘수면은 뇌가 활동하는 얕은 잠의 상태이고 가장 두드러진 특징은 꿈을 꾸는 것이다. 렘수면 상태에서 깨어나면 꿈의 80퍼센트 이상을 기억한다. 1단계 수면에서 렘수면까지 수면 주기 시간은 90분에서 100분 정도이고 이러한 수면 주기가 하룻밤 수면 중 3~6회 반복된다.

어싱은 뇌파에 어떤 영향을 미칠까? 공학 과학 분야에서 세계적으로 권위 있는 국제 학술지 《어드밴스드 사이언스Advanced Science》 2022년 12월호에 실린 다음의 논문(어싱이 뇌파 신호에 미치는 효과An Effectiveness of EEG Signal Based on Body Earthing Application)을 요약하여 살펴본다.

"접지 시에 뇌파 신호^{EEG}는 접지의 긍정적인 효과를 확인하는 데 사용 가능하다. 이 프로젝트는 인체 접지 적용을 위해 뇌파 신호를 분류하는 데 중점을 둔다. 30명의 대상자에게 실험하였다. 인공신경망^{ANN} 모델을 사용하여 접지 전후의 샘플을 가지고 뇌파 신호를 분류하였다. 접지 후에 알파파는 증가하고 베타파는 감소하는 결과가 나타났다."

알파파는 휴식이나 이완, 고요함과 평화로움, 안정 상태를 나타낸다. 접지 후에 알파파가 증가했다면 이러한 긍정 상태가 접지를 통해 발생한 것이다. 베타파는 흥분이나 불안, 특정 과제에 대한 집중 같은 정신 활동을 할 때 우세하게 나타난다. 접지 후에 베타파가 줄어들었다면 이러한 스트레스 상태가 접지를 통해 줄어든 것이다. 이러한 결과로, 어싱이 수면 시에 정신을 안정시키고 흥분을 줄여 숙면을 취할 수 있는 뇌파 상태를 유도하는 것을 알 수 있다. 거의 모든 어싱 체험자들은 수면의 질이 높아졌다고 이야기한다.

어싱은 수면 호르몬인 멜라토닌 분비를 촉진하고
스트레스 호르몬인 코르티솔을 떨어뜨린다

일반적으로 수면 호르몬이라고 하면 멜라토닌melatonin과 코르티솔cortisol을 말한다. 이 호르몬들은 생리대사과정에 매우 중요하다. 이 호르몬들이 생체리듬과 밀접한 관계를 가지고 수면 주기를 정상적으로 유지하는 역할을 하기 때문이다.

멜라토닌은 생체리듬을 조절하고, 활성산소를 제거하며, 면역력을 강화하고, 암 예방에도 효과가 있다. 특히 멜라토닌은 혈압, 체온, 맥박을 떨어뜨려 수면을 유도하는 수면 호르몬으로도 알려졌다. 나이가 들면 멜라토닌 분비량이 떨어지기에 노인들은 깊은 잠을 자기 어렵다.

코르티솔은 부신피질에서 분비되는 호르몬이다. 부신은 신장 위에 있는 신장의 부속 기관이다. 코르티솔은 과도하게 분비되면 혈압을 올리고, 부교감 신경계를 흥분시키기 때문에 일명 스트레스 호르몬이라 부른다. 코르티솔 호르몬은 인체의 수면 패턴과도 밀접한 관계가 있다. 코르티솔 호르몬의 정상적인 분비는 규칙적인 수면과 각성 주기를 유지하는 일일 수면 리듬에 매우 중요하다.

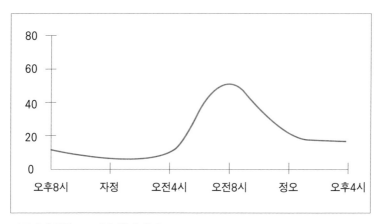

정상적인 일일 코르티솔 분비 패턴

코르티솔은 아침 시간에 가장 많이 분비된다. 도표를 보면 새벽 4시부터 상승하여 오전 8시쯤 가장 높고 이후로 안정되어간다. 이는 아침 시간에는 깨어서 활동하라는 생체리듬의 명령이다. 반대로 늦은 밤 시간대로 갈수록 코르티솔 수치는 내려간다. 도표를 보면 자정부터 새벽 4시 전까지 코르티솔 분비량이 가장 낮다. 이는 밤에는 활동을 중지하고 휴식을 취하라는 생체리듬의 명령이다. 코르티솔 분비 패턴이 불규칙하면 숙면을 방해하게 된다. 멜라토닌과 코르티솔은 인체 생리의 다양한 부분과도 관계하지만 특히 수면 호르몬이라 하여 인체의 수면 패턴과 밀접한 관계가 있다.

어싱, 생명을 살리는 접속

어싱은 수면과 매우 관계가 깊다

해외의 연구 사례를 중심으로 어싱과 수면의 관계를 알아보자. 미국의《대체 및 보완의학 저널》2004년 5월호, 767~776쪽에 실린 내용이다(*The Journal of Alternative and Complementary Medicine*, Number 5, 2004, pp. 767~776). 보고서의 제목은 '수면 중 인체 접지의 생물학적 효과: 코르티솔 수치 및 수면, 통증, 스트레스의 주관적 보고를 통해 측정The Biologic Effects of Grounding the Human Body During Sleep as Measured by Cortisol Levels and Subjective Reporting of Sleep, Pain, and Stress'이다.

실험은 다음과 같이 실행되었다. 수면 기능 장애, 통증 및 스트레스를 호소하는 피험자 열두 명이 전도성 어싱 매트리스를 사용하여 침대에서 8주 동안 수면 중에 접지하였다. 타액 검사를 시행하여 접지 전의 코르티솔 수치를 기록했다. 24시간 동안 네 시간 간격으로 코르티솔 수치를 검사했고, 일주일 동안의 코르티솔 검사 수치를 얻었다. 코르티솔 테스트는 6주 동안 반복되었다. 8주 동안 매일 수면 기능 장애, 통증 및 스트레스 증상에 관하여 주관적인 보고를 받았다.

실험 결과는 다음과 같다. 주간의 코르티솔 수치는 측정할 수

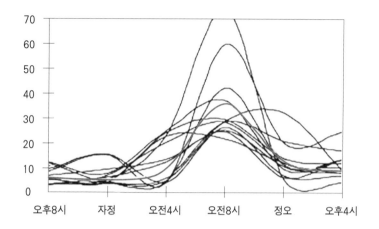

접지 전 일일 코르티솔 분비 패턴

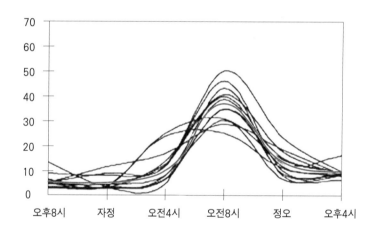

접지 후 일일 코르티솔 분비 패턴

있는 정도로 수치를 개선할 수 있었다. 참가자 열 명이 수면 중에 코르티솔 수치가 크게 줄어들었고 일일 리듬에 맞게 분비 패턴이 정상화됐다. 열한 명이 전보다 잠을 일찍 자고 수면의 질이 좋아졌다. 수면 기능 장애, 통증 및 스트레스를 포함하여 보고된 여러 질병 증상은 거의 모든 피험자 대상에서 감소 또는 제거되었다.

앞 페이지 위쪽 도표는 실험에 참가하기 전 피험자들의 코르티솔 분비 패턴이다. 일일 생체리듬과 부조화를 이루는 다양한 수면 패턴 양상을 보여준다. 아래쪽 도표는 어싱 수면 실험이 끝난 8주 후에 나타난 피험자들의 코르티솔 분비 패턴이다. 대부분 정상적인 일일 생체리듬과 맞는 코르티솔 분비 패턴을 보인다. 여덟 명에게서 멜라토닌 수치가 2~16퍼센트까지 증가되었다. 필자도 많은 사람들의 다양한 체험 사례를 가지고 있는데, 대부분 사례자들은 어싱을 하면서 잠을 잘 자게 되었다고 보고한다.

어싱은
혈액순환을 개선한다

기, 즉 에너지가 통해야 혈액이 순환한다

혈액순환은 인체 대사과정에서 매우 중요하다. 현대의학에
서는 혈액순환이라 하고 동양의학이나 대체의학에서는 기혈氣血
순환이라고 한다. 기가 먼저 통해야 그 다음으로 혈액이 순환한
다는 논리다.

혈액은 인체의 약 8퍼센트 정도이며 몸무게의 13분의 1 정
도에 해당한다. 혈액은 심장박동을 통해서 전신으로 보내지며,
1분에 남자는 60~70회, 여자는 65~75회 정도의 심장박동수
를 보인다. 혈액에는 한 방울에 4,000종류 이상의 분자 정보, 즉

생체 정보가 있다. 그래서 혈액 검사를 통하여 건강 상태와 각종 병의 징후를 알아낼 수 있다.

혈액은 적혈구, 혈소판, 백혈구, 혈장으로 이루어진다. 적혈구는 조직과 기관으로 산소를 운반하고 이산화탄소를 폐로 운반한다. 백혈구는 세균과 바이러스, 각종 병원균을 방어하고 파괴하여 인체를 보호한다. 혈소판은 혈액 응고와 면역반응, 조직 재생에 중요한 역할을 한다. 혈장은 혈액의 55퍼센트를 차지하며 혈장의 90퍼센트 이상이 물이다. 나머지는 전해질, 단백질, 호르몬, 폐기물, 용해성 가스로 이루어진다. 혈장은 혈압을 유지하고 영양분과 호르몬을 전달하며 생리 과정에서 생기는 폐기물을 운반하고, 몸의 온도와 산성도를 조절하는 데도 관여한다.

혈액은 혈관을 타고 흐른다. 혈관은 동맥혈관, 정맥혈관, 세동맥혈관, 세정맥혈관, 모세혈관이 있다. 혈관은 좌심실에서 나와 굵은 동맥이 되고 점차 가늘게 가지를 치면서 세동맥이 되고 모세혈관이 된다. 그리고 모세혈관에서 세정맥, 정맥순으로 점점 굵어지며 정맥이 우심방으로 들어간다.

모세혈관의 길이는 전체 혈관의 80퍼센트에서 99퍼센트까지 해당한다. 굵기는 머리카락의 10분의 1 정도에 해당하는 8~10마이크로미터다. 이러한 가느다란 모세혈관은 인체 전체를 촘촘한 그물처럼 감싸고 있다. 인체 전체의 혈관 길이를 모두 연결하면 지구를 두 바퀴 반 정도 돌 수 있는 약 10만킬로미터 정도이다.

어싱은 뭉친 혈액을 풀어준다

심장의 수축과 팽창은 혈관에 압력을 준다. 혈관 압력은 혈액을 심장에서 밀어내고 나갔던 혈액을 끌어당긴다. 그런데 심장의 압력은 세동맥과 모세혈관이 만나는 지점에서 거의 사라진다. 그래서 이 지점에서는 혈압과 혈액이 흐르는 속도가 매우 낮아진다. 심장 압력은 동맥과 정맥을 지나서 모세혈관과 만나는 세정맥과 세동맥까지만 그 기능을 할 뿐이다.

모세혈관에서는 심장 수축과 팽창으로 인한 기계적인 압력이 거의 통하지 않는다. 그렇다면 전체 혈관의 80~99퍼센트까지 해당하며 실제적으로 혈관의 대부분을 차지하는 모세혈관의 혈액순환은 어떻게 일어날까? 혈액순환의 주요 기능인 세포와 조직에 산소와 각종 영양소를 운반하고, 이산화탄소와 노폐물을 회수하는 역할은 거의 모두 모세혈관이 하는 일이다.

어싱, 생명을 살리는 접속

모세혈관에서 흐르는 피의 압력(혈압)과 피의 흐름(혈류)은 매우 낮은데 온몸에 퍼진 모세혈관에서 피가 잘 흐르게 하는 힘은 무엇일까? 연구에 따르면 그 힘은 심장의 근육에서 발생한 전자기 에너지와 심장 박동에 의해서 생긴 맥파脈波, pulse wave가 혈관을 타고 흐르며 모세혈관의 혈액순환에 관여한다. 최근의 연구 결과는 혈관 벽은 소수성疏水性(물과의 친화력이 적은 성질) 혈액의 전하는 혈관 벽의 전하에 반발하면서 혈액이 잘 흐르게 된다. 달리 말하여 혈액(피와 체액)과 혈관 벽이 음전하(자유전자)로 충전되면, 서로 밀어내는 반발력제타전위, zeta potential이 작용하여 혈액순환이 잘된다.

제타전위는 입자들 간의 전기적 잠재 차이를 측정한 값이다. 적혈구 표면 전하의 극성 상태에 따라서 적혈구의 제타전위가 정해진다. 어싱을 하면 음전하를 띤 자유전자가 땅에서 인체로 유입된다. 인체로 유입된 자유전자는 적혈구에도 전달되어 적혈구의 표면 전하(음전하)를 증가시킨다. 적혈구의 음전하가 증가하면 같은 극끼리 서로 밀어내는 반발력(제타전위)이 증가한다. 이로 인해 뭉친 적혈구들이 서로 떨어지며 혈액의 응집과 점도를 줄여준다.

어싱 전에는 적혈구들이 뭉쳐 있다(왼쪽 사진). 적혈구가 뭉치

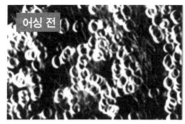
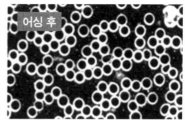

어싱 전후 적혈구 상태

면 적혈구 하나가 통과할 만한 면적의 모세혈관 혈액순환이 막힌다. 어싱 후(오른쪽 사진)에는 적혈구의 표면 전하가 음전하로 대전되어 제타전위가 상승한다. 상승한 제타전위는 뭉친 적혈구를 서로 밀어내고, 포도 알처럼 알알이 떨어져 혈액의 흐름이 원활해진다.

다음은 미국의 《대체 및 보완의학 저널》 2013년 19권 2호에 실린 〈인체를 접지하면 심혈관 질환의 주요 요인인 혈액 점도가 감소한다 Earthing (Grounding) the Human Body Reduces Blood Viscosity—a Major Factor in Cardiovascular Disease〉를 요약한 내용이다(*The Journal Of Alternative And Complementary Medicine*, Volume 19, Number 2, 2013, pp. 102~110).

"피험자는 10여 명의 건강한 성인남녀를 대상으로 하였

Subject	Velocity (m/s)			Zeta Potential (mV)		
#	Before	During	Dur/Bef	Before	During	Dur/Bef
1	11.9	29.2	2.46	−7.96	−19.6	2.46
2	3.65	13.6	3.73	−2.45	−9.14	3.73
3	9.36	11.6	1.24	−5.62	−7.12	1.27
4	12.1	21.6	1.79	−7.29	−13.6	1.86
5	9.46	20.8	2.20	−5.87	−13.0	2.22
6	5.78	32.0	5.53	−3.61	−20.3	5.63
7	11.8	42.7	3.61	−7.40	−26.8	3.63
8	7.42	24.4	3.29	−4.66	−15.4	3.30
9	5.26	11.4	2.16	−4.14	−8.96	2.16
10	4.80	10.7	2.23	−3.80	−8.50	2.24
Total	81.5	218		−52.8	−143	
Average	8.15	21.8	2.68	−5.28	−14.3	2.70
SD	3.19	10.6	1.24	1.85	6.37	1.26
SEM	1.01	3.34	0.39	0.585	2.02	0.40
t-test:		5.63E-04			3.57E-04	

제타전위

다. 혈액의 점도가 높으면 혈류를 방해한다. 혈액의 점도는 적혈구의 표면전하電荷에 큰 영향을 받는다. 적혈구의 표면은 정전기적 반발에 의해 혈류에서 세포 간격을 유지하는 음전하를 띤다. 적혈구 표면에서 제타전위를 측정하는 것은 혈액 점도를 측정하는 유효한 방법이다. 어싱 두 시간 후 피험자들의 제타전위 측정 결과, 모든 피험자에게서 제타전위가 증가하였다."

도표를 보면, 가장 작은 증가는 1.27배, 가장 높은 증가는 5.63배, 평균은 2.7배만큼 증가했다. 적혈구 응집과 점도 역시 현저히 줄어들었다. 어싱은 적혈구의 표면 전하를 높여서 혈액 점도와 응집을 감소시킨다. 또한 심혈관 질환을 줄이는 데 도움이 되는 가장 간단하면서도 가장 영향력 있는 조치 중 하나인 것으로 보인다.

어싱은 대사성 질환과
고혈압, 당뇨를 개선한다

몸속 물질대사를 원활하게 해주는 어싱

인체의 생리활동은 체내 물질대사를 통하여 이루어진다. 물질대사 과정에서 장애가 일어나면서 발병하는 질환을 대사성 질환이라 일컫는다. 대표적인 대사성 질환에는 당뇨, 고혈압, 고지혈, 심혈관 질환이 있다. 원인이 동일하기에 대사성 질환은 보통 두세 개씩 함께 가지고 있다. 대부분의 만성질환은 대사성 질환이다. 우리나라 30대 이상 성인 남녀의 30퍼센트 이상이 지니고 있는 대사성 질환은 조기 증상이 없기에 침묵의 살인자라 불리며 사망률은 20퍼센트가 넘는다.

대사성 질환은 증상이 바로 나타나는 급성 질병이 아니고 천천히 진행하며 나타나는 만성질환이기에 발견하였을 때는 이미 상당히 진행된 경우가 대다수다. 대사성 질환은 조기 발견이 늦으면 대부분 합병증을 유발하기에 위험하다. 대사성 질환은 생활습관병이라고도 한다.

폭음, 폭식, 잡식, 지나친 흡연, 음주, 정서적 긴장감, 심리적 스트레스 등을 조절하지 못하면 인체의 생리대사 균형이 무너지고 이런 요인들은 대사성 질환의 원인이 된다. 그러므로 대사성 질환을 예방하려면 원인을 개선해야 한다.

대사성 질환이 있는 사람은 대부분 체내에 염증과 활성산소가 많고, 혈액순환이 잘되지 않으며, 수면장애가 있다. 어싱의 대표적인 효과는 염증과 활성산소 제거, 수면장애와 혈액순환 개선이다. 그렇기에 어싱은 대사성 질환을 포함하여 다양한 질병의 치료와 개선을 돕는다. 어싱은 자체로 특정 질병을 치료하지는 않지만, 인체의 치유력을 상승시켜 특정 질병의 치료와 개선을 돕는다. 대표적인 대사성 질환인 고혈압과 당뇨에 대한 어싱의 효과를 알아보자.

어싱은 고혈압 개선 효과가 있다

고혈압은 현대인들이 가장 흔히 앓고 있는 만성질환이다. 세계보건기구WHO가 꼽는 세계 최고의 사망 위험 요인 가운데 하나다. 고혈압은 특히 생명과 직결되는 심혈관 및 뇌혈관 질환을 유발하지만 다른 질환과 달리 평소 별다른 증상이 없어 대표적인 '침묵의 살인자'로 불린다.

2023년도에 세계보건기구가 고혈압의 심각성에 주목하여 고혈압의 실태와 예방 및 관리 방법을 다룬 290쪽짜리 종합 보고서를 발표하였다. 보고서는 세계 각국에 고혈압을 우선적인 건강관리 대상으로 지정할 것을 촉구한다. 일종의 '고혈압과의 전쟁'을 선언한 것이다. WHO는 보고서에서 87가지 행동, 환경, 직업 및 대사 위험 요인을 연구한 결과, 고혈압이 전 세계 조기사망의 가장 중요한 단일 위험 요인이라고 경고한다. 보고서에 따르면 세계적으로 고혈압은 매년 약 1,080만 명의 조기사망을 초래한다. 이는 흡연이나 당뇨 등 다른 주요 원인에 의한 사망자 수보다 더 많은 수치다.

우리나라는 2021년 기준으로 고혈압 환자 1,200만 시대다. 20대 이상의 성인 고혈압 유병률이 29퍼센트에 이른다. 2024

년도 상황도 별반 다를 것이 없다. 국민 4명 중 1명은 고혈압 환자다. 참으로 방대한 질병군이다. 애석하게도 현대의학에서 고혈압은 완치 가능한 질병이 아니고 관리 대상의 질병이다. 그렇기 때문에 고혈압 치료제는 없고 증상 완화제만 있다. 그래서 한 번 복용을 시작하면 평생 복용해야 하는 것이다.

고혈압은 두 종류가 있다. 1차성 고혈압은 본태성 고혈압이라고 하여 전체 고혈압 환자의 90~95퍼센트를 차지한다. 1차성 고혈압의 원인은 딱히 꼬집어서 이거라고는 말을 하지 못하고 염분(나트륨), 식습관, 유전성, 비만, 흡연, 스트레스, 고령 등을 꼽는다.

2차성 고혈압은 특정 질환이 원인이 되어 발생한다. 선천성 심장질환이나, 특히 신장질환에서 많이 발생한다. 주로 젊은 사람에게서 2차성 고혈압의 발생 빈도가 높다. 전체 고혈압 환자의 5~10퍼센트 정도이고 고혈압을 유발한 병증을 제거하면 치료할 수 있다.

WHO에 따르면 심혈관 질환은 전 세계 사망 원인 1위다. 우리나라도 암 다음으로 심혈관 질환으로 인한 사망자가 많다. 심장은 인체에서 전기 발생량이 가장 많은 발전소다. 어싱은 심혈관 질환의 중추 장기인 심장의 전기 생리적 안정성을 향상시킨

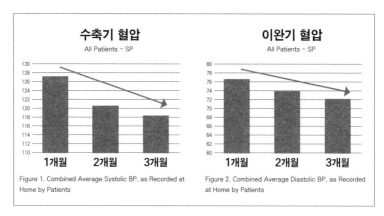

Figure 1. Combined Average Systolic BP, as Recorded at Home by Patients

Figure 2. Combined Average Diastolic BP, as Recorded at Home by Patients

어싱이 혈압에 미치는 효과

다. 그리고 혈액 속의 제타전위를 개선하여 포도송이처럼 얽힌 적혈구를 떼어내어 혈류의 흐름을 즉각적으로 좋게 한다. 이로 인하여 혈관 속의 압력을 떨어뜨려 혈액 흐름을 좋게 하여 혈압이 낮아지는 효과를 일으킨다.

위의 연구 사례는 미국의 의료 격월간지《건강 의학 분야의 대체 요법들》2018년 11·12월호에 실린 것으로, 어싱이 고혈압에 미치는 효과를 최초로 임상한 의료 기록이다(*Alternative Therapies in Health and Medicine*, Nov/Dec 2018, Vol. 24, No. 6). 어싱을 실천하는 12명의 고혈압 환자들을 대상으로 3개월간 관찰하였다. 피실험자들은 하루 10시간 이상 어싱하였다. 결과를 보면 ① 자율신경과 부교감신경의 개선 ② 코르티솔 호르몬 정상화 ③ 염증 및 통증 감소 ④ 수면개선 ⑤ 혈류의 흐름 개선 ⑥ 혈액의 점도 개선 등이다.

이러한 효과로 인하여 평균 14.3퍼센트 이상 혈압이 내려간 것으로 보고한다. 고혈압은 생활습관병이라고 할 수 있다. 그렇기 때문에 식습관, 운동, 스트레스, 생활습관 등을 관리해야 한다. 연구보고서는 어싱을 실천하는 생활습관이 고혈압 관리에 큰 도움을 줄 수 있음을 보여준다.

어싱은 당뇨 개선 효과가 있다

당뇨병은 대사성 질환이다. 당뇨병을 이해하기 위해서는 혈당, 포도당, 인슐린에 대하여 알아야 한다. 포도당은 단맛이 나는 단당류의 물질로서 인체의 가장 중요한 에너지원이다. 음식물로 유입된 당糖은 간을 통하여 전신의 혈액 속으로 공급되어 에너지원으로 사용한다. 이러한 혈액 속 당이 혈당血糖이다. 혈당이 높아지면 인체의 생리대사를 깨트리고 소변에 당이 섞여 나오게 되기에 당뇨糖尿라고 한다.

인체의 에너지원인 포도당은 모두 우리가 섭취한 음식물을 통해 만들어진다. 현대인들의 당뇨는 과도한 음식 섭취와 단맛에 중독된 식습관이 주원인이다. 혈당을 조절하는 호르몬을 인슐린이라고 한다. 인슐린은 췌장에서 분비되는 호르몬이다. 췌장의 기능이 망가져서 인슐린이 정상적으로 분비되지 못하면, 높아진 혈당을 조절할 수 없고 이 증상이 당뇨병으로 발전하는 것이다.

당뇨와 관련하여 어싱의 대표적인 효과는 다음의 네 가지다.

① 수면장애 개선 ② 혈액순환 개선 ③ 염증 제거 ④ 활성산소 제거다. 이 네 가지는 모든 병과 질환을 치료하는 데 반드시 필요한 조건들이다. 단순하게 맨몸을 맨땅에다 대는 것만으로 이렇게 엄청난 효과를 볼 수 있는 것이다. 어싱은 혈액 속의 제타전위를 개선하여 적혈구가 뭉친 것을 풀어주어 혈액순환을 좋게 한다. 그러므로 어싱은 당뇨병 치료에 큰 도움이 된다.

다음은 인도에서 발행되는《국제 체육, 스포츠 및 건강 저널》 2016년 3권 3호에 게재된 논문〈어싱은 운동 시 포도당과 적혈구 대사를 조절한다 Earthing Modulates Glucose and Erythrocytes Metabolism in Exercise〉에 실린 내용이다(*International Journal of Physical Education, Sports and Health*, 2016; 3(3): 06~13). 저명한 의학

자와 과학자 6명이 연구를 진행하고, "어싱이 혈중 포도당과 적혈구의 대사과정을 촉진하여 당뇨병과 혈액순환 장애를 개선하고 기타 유의미한 인체 대사과정을 촉진한다"는 연구 결과를 수록하였다. 당뇨 역시 다른 대사질환과 마찬가지로 생활습관병이다. 그러므로 평소에 건강한 생활습관을 기르는 것이 가장 중요하다. 건강한 생활습관의 일환으로 어싱을 실천하면 당뇨 관리에 분명 도움을 줄 것이다.

어싱, 생명을 살리는 접속

어싱의
핵심 치유 효과 정리

어싱은 인체의 활력을 돕는다

어싱은 특정한 질병 치료법이 아니다. 그런데 왜 각종 질병의 증상을 개선하여 병이 치유되는 경우가 많을까? 또 인체의 활력을 돕고 건강 증진에 기여할까? 그것은 어싱이 생체 전기적인 생리대사에 긍정적인 영향을 주며, 이로 인하여 병을 치료할 수 있는 생화학적 반응을 이끌어내기 때문이다. 필자도 수년 동안 주변인들에게 어싱을 알리는 과정에서 어싱이 특정 질병을 고친 사례를 여러 번 경험했다. 어싱의 대표적인 치유 효과를 정리하면 다음과 같다.

어싱은 활성산소를 해소한다

활성산소는 전자가 부족한 양이온이다. 양이온성 활성산소는 원자의 균형을 맞추기 위하여 전자를 필요로 한다. 체내에 전자가 부족하면 활성산소는 주변의 멀쩡한 분자와 세포를 공격하여 전자를 빼앗아 온다. 이로 인하여 인체는 병이 든다. 전자를 충분하게 공급하면 활성산소는 전자와 결합하여 안정화되면서 주변의 정상적인 분자와 세포를 해치지 않는다. 현대의학에서는 활성산소를 만병의 근원으로 여긴다. 어싱으로 인체에 전자를 충분히 공급하면, 그 전자들이 활성산소를 안정화하여 더 이상 만병의 원인이 되지 못하게 한다.

어싱은 염증을 제거한다

염증 역시 인체를 병들게 하는 주범이다. 활성산소가 분자 수준의 원인이라면 염증은 세포 수준의 원인이다. 이러한 염증을 만드는 주범으로 활성산소를 꼽는다. 염증 역시 원자 수준에서 보면 전자가 부족한 양이온들이다. 어싱으로 인체에 유입된 전

어싱, 생명을 살리는 접속

자가 염증성 양이온들을 안정화하기에 염증 반응이 점점 사라
진다.

어싱은 몸속 에너지의 흐름을 안정시킨다

인체는 생체 전기를 사용하는 고도의 전자기 생명체이다. 인
류의 기원을 호모사피엔스로 잡더라도 우리는 지난 30만 년 동
안 땅과 전기적으로 연동되어 진화해왔다. 그런데 전도성 없는
신발을 신고 전도성 없는 주거 환경에서 살게 되면서부터(불과
100년도 되지 않았다), 인체와 땅의 전기적 연결이 끊어졌다. 이
로 인하여 땅과 전자기적으로 동기화되어 생리대사를 해오던
인체는, 생체 전기 시스템의 항상성이 무너졌다. 어싱은 오랜 세
월 이어온 땅과 인체의 전자기적 연결을 다시 되찾는 일이다.

어싱은 전자파를 방어한다

어싱은 현재까지 연구된 바에 따르면 저주파성 전자파를 방

어한다. 인간이 사용하는 교류 전기는 교류 전자기장을 방출한다. 오늘날 현대인들이 거주하는 주택과 건물들은 대부분 50Hz에서 60Hz 진동수를 갖는 극저주파성 전자파에 무작위로 노출되어 있다. 전기를 사용하는 한 피해 갈 수 없다. 어떻게 해야 할까? 답은 어싱을 생활화하는 것이다. 어싱을 하는 순간 이러한 극저주파성 전기장은 인체를 해치지 못한다.

어싱은 수면장애를 개선한다

잠은 인간의 정신적, 육체적 생리활동 중에 가장 중요하다. 잠을 잘 자는 것은 예부터 건강의 척도로 여겼다. 천하 없는 명약과 보약을 먹어도 잠을 자지 않고는 살 수 없다. 숙면은 삶의 질을 높이고 건강에도 매우 중요하다. 어싱을 하는 대부분 사람들은 수면의 질이 개선되는 것을 느끼고 알게 된다. 어싱의 효과로 잠이 잘 오고 숙면하게 되는 것은 과학적으로도 입증된 사실이다.

어싱, 생명을 살리는 접속

어싱은 혈액순환을 개선한다

혈액순환은 인체 생리대사에서 매우 중요하다. 생리작용이
란 인체 구석구석 피가 돌면서 영양분과 산소를 공급하고 이산
화탄소와 노폐물을 끌어오는 매우 중요한 과정이다. 혈액순환
장애도 질병 발생과 매우 큰 상관관계가 있기에 혈액순환도 건
강의 척도로 여긴다. 어싱은 혈액의 점도를 묽게 하여 뭉친 혈액
을 풀어주고 제타전위를 끌어올려 혈액순환을 개선한다.

어싱은 자연치유력을 끌어올린다

인체에서는 호르몬, 혈액, 영양소 등과 같은 생화학적 물질대
사보다 전기 신호를 통한 뉴런의 정보전달, 세포의 에너지 생산,
각 장기의 전자기 신호 등과 같은 생체 전기적 에너지 대사가 우
선한다. 그렇기 때문에 어싱이 인체 대사에 미치는 효과는 에너
지 의학적인 차원에서 연구·검토해야 한다. 위에 정리한 어싱
의 효과들이 종합적으로 작용하여 인체의 자연치유력을 끌어올
리고, 경우에 따라서는 질병을 치유하는 것이다.

어싱은 특정 병을 치료하는 방법이 아니라 인체의 전반적인 자연치유력을 끌어올리는 수단으로 이해해야 한다. 또 현재 질병 치료를 돕는 보완의학적인 관점이나 미래에 나타날 수 있는 질병을 예방하는 차원에서 이용해야 한다.

어싱이 특정 병을 치료한다고 맹신하면서 현대의학적인 치료를 배제하면 안 된다. 어싱은 현대의학의 각종 질병 치료를 보조하는 자연치유법으로 응용하는 것이 좋다.

제 3 장

슬기로운
실내
어싱 생활

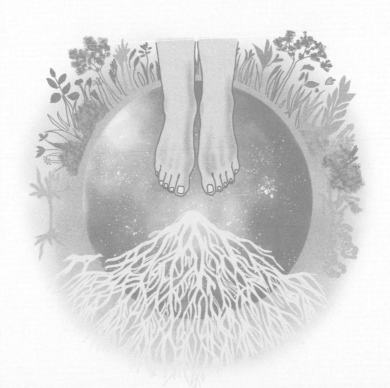

실외에서는
맨발 어싱을 한다

발바닥에는 가장 많은 신경과 감각 수용체가 있다

피부에는 신경의 말단과 감각 수용체가 있다. 이는 피부 접촉을 예민하게 하여 자극 감수성을 일으켜 인체의 반응을 유도한다. 인체에서 손, 입술, 발바닥에 신경과 감각 수용체가 가장 많이 분포되어 있다. 이러한 부위는 조금만 자극을 받아도 인체가 예민하게 반응한다.

몸속 구석구석에 혈액을 흐르게 하는 모세혈관은 인체에 51억 개 정도 있으며 발에 60퍼센트 정도의 모세혈관이 모여 있다. 두한족열頭寒足熱은 머리는 차고 발은 따뜻해야 건강하다는 말이다. 혈액이 공급되어야 따뜻한데 이는 발에 모세혈관이 60퍼센트씩이나 분포한 이유이기도 하다. 한마디로 발은 언제나 따뜻하게 하는 것이 좋다.

이처럼 발은 뼈, 관절, 근육, 신경, 모세혈관이 고도로 분포된 매우 중요한 기관이다. 현대인들은 이렇게 중요한 기관인 발이 제 기능을 다하지 못해 건강을 위협받고 있다. 주범은 바로 신발이다!

현대인의 신발은 외부의 이물질로부터 발을 보호하는 역할은 잘하지만 발 자체의 고유한 생리 기능을 약화시킨다. 오늘날의 신발 디자인과 구조는 발의 고유한 역학적인 구조와 생리 기능을 고려한 것이 아니다. 보기에 좋고 패션과 어울리고 값어치 있어 보이게 하는 데 초점을 맞춘 신발이다. 현대인들의 신발을 두고 '발 기능을 좋게 하는 신발은 없다'라고까지 주장하는 족부생리학자도 있다. 이러한 신발을 살펴보면 다음과 같은 구조적인 특징에 따른 문제점을 살펴볼 수 있다.

어싱, 생명을 살리는 접속

현대인의 건강을 위협하는 신발의 문제점

신발의 첫 번째 문제점은 발의 볼이 좁아 발가락이 모아져서 서로 붙어 있는 것이다. 이는 발가락의 자유로운 움직임을 방해한다. 꽉 조여서 발가락이 자유롭지 못해 혈액순환 장애, 착지 시에 불안정성, 발가락 변형을 불러온다. 이것이 대표적인 문제점이다.

두 번째 문제점은, 발등 부위를 조여서 혈액순환을 방해하는 것이다.

세 번째 문제점은 조금 더 심각하다. 신발 뒷굽은 튕겨 올라오는 쿠션 기능이 있고 앞굽은 바닥이 말아 올라가 있다. 이런 신발을 신으면 뒤꿈치는 꺼지고 앞굽과 발가락은 들리게 된다. 이런 상태로 걸어가면 발걸음은 지면을 걷어차는 동작으로 나타난다. 보기에도 힘차게 앞으로 나아가는 걸음이 아니라 마치 공이 구르듯이 굴러가는 동작으로 나타난다. 이런 걸음은 발목을 뒤틀리게 하고, 들린 앞꿈치는 발바닥에 긴장을 일으켜 발의 아치(발바닥의 오목한 부위)를 약하게 만든다.

넷째로, 신발 뒤꿈치 부분이 과도하게 올라가 있다. 보통 5cm 정도 올라가 있다. 여성들의 신발은 이보다 훨씬 더 높으

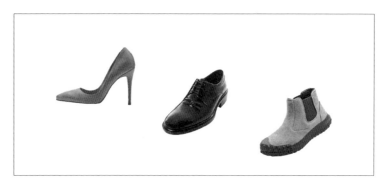

현대인의 신발

며 하이힐의 굽은 더 높다. 신발 뒷굽이 높으면 무게중심이 앞으로 쏠려 온몸의 근육이 뻣뻣해지고, 지속적으로 아킬레스건이 짧아져 발목 관절의 가동성이 떨어진다. 종아리 근육의 운동 범위가 줄어서 혈액순환도 안 된다.

다섯 번째로, 발바닥을 편하게 하려거나 체중을 분산시키기 위해서 신발 발바닥 중심의 아치 부위를 볼록하게 솟아오르게 한 신발이나 신발 깔창이 있다. 발의 아치 부분이 우산이 접혔다 펴지듯이 움직이며 걸음걸이와 발의 기능을 최상으로 유지하게 되어 있는데, 발의 아치 부위를 받치는 신발과 신발 깔창은 이러한 기능을 모두 할 수 없게 한다. 발의 아치 부위는 이와 같이 역학적으로 발에서 가장 중요한 기능을 한다. 오목한 구조

덕분에 걸을 때 체중의 분산과 충격 흡수가 이루어진다.

현대인들이 신는 신발은 결과적으로 발과 발가락의 가동성과 유연성을 약하게 한다. 또 아킬레스건과 종아리 근육의 기능을 약화시킨다. 발에 퍼져 있는 신경을 둔화시켜 발바닥과 뇌 사이의 감각 피드백을 약화시킨다. 체중이 한쪽으로 쏠려 걸을 때 발목과 무릎이 아프고 쉽게 피로해진다. 발, 발목, 무릎, 고관절, 척추, 목의 골격이 아래부터 순차적으로 똑바르지 못한 부정렬 상태가 이뤄져 시간이 지나면 근골격계 변형과 내장 질환의 원인이 되기도 한다. 또 발은 제2의 심장이라 할 만큼 혈액순환에 큰 역할을 하는데, 발의 전반적인 기능 장애는 혈액순환 장애를 일으키는 요인이 된다.

그렇다면 어떤 신발이 좋은 신발일까? 현대인들이 신는 신발의 이러저러한 기능과 모양, 구조적 특징이 없는 신발이 좋은 신발이다. 다시 말해서 맨발로 걷는 것과 같은 역학적인 구조의 신발이 최고로 좋은 신발이다. 맨발 걷기가 인체에 좋은 역할을 하는 것은, 위에 나열한 것처럼 신발을 신었을 때 나타나는 모든 부조화를 개선하기 때문이다. 여기에 어싱의 효과가 함께하는 것이다.

옛날에는 신발을 헝겊, 나무껍질, 나무, 가죽, 식물줄기 등과 같은 것으로 만들었다. 이런 소재의 신발은 항상 습기를 머금는다. 그러면 습기를 타고 땅과 인체 사이의 전기가 이동할 수 있어 자연스럽게 어싱이 이루어진다. 인류는 수백만 년을 이렇게 지구와 전자기적으로 연결되면서 살아왔다. 이러한 전자기적 연결은 생체 전기적인 항상성을 유지하는 데 매우 중요한 역할을 하였을 것이다.

현대문명의 산물인 플라스틱과 고무, 화학섬유로 만들어진 신발은 부도체로서 땅과 인체의 전기적 연결을 끊어지게 한다. 그로 인하여 인체와 땅의 전기적 연결이 단절되었다. 어싱의 선구자인 오버도 바로 이 문제점을 인식하고 여기에서 영감을 얻어 어싱 건강법을 발견한 것이다.

현대인의 신발은 위에서 살펴본 것처럼 신발의 구조적 문제점으로 건강에 많은 해를 끼친다. 여기에 더하여 땅과 전기적 연결(어싱)을 방해하는 플라스틱과 고무, 화학섬유 같은 신발의 재질도 건강을 위협하는 중요한 요인이다.

맨발 걷기는 건강에 큰 도움을 준다

작년(2023년)부터 맨발 걷기 열풍이 전국에 퍼졌다. 유튜브를 찾아보면 맨발로 걸어서 건강을 되찾고 병이 나은 체험 사례들이 수없이 많다. 걷기나 뛰기 운동은 오래전부터 건강을 위한 생활 체육으로 자리매김하고 있다. 그런데 왜 맨발 걷기와 같은 극적인 체험 사례들이 많이 없었을까?

그것은 신발을 신고 걸을 때와 맨발로 걸을 때, 인체 생리에 미치는 영향이 완전히 다르기 때문이다. 어싱 상태에서 걷느냐 어싱이 아닌 상태에서 걷느냐는 매우 중요한 생리적 차이를 발생시킨다.

첫째, 신발을 벗고 걸으면 경락과 신경, 반사구를 자극하여 몸속의 에너지가 잘 순환된다

인체의 기혈이 순환하는 기본 통로는 크게 보아 12경락과 기경팔맥이 있다. 이를 합쳐 경맥經脈이라고 하는데, 쉽게 말해 인체의 에너지 전달 시스템이다. 현대의학의 해부학적 관점에서는 보이지 않는다. 그래서 경맥을 과학적 근거가 없는 허무맹랑한 것으로 치부하는 사람들이 상당히 많다. 현대의학은 보이는,

관찰 가능한 물질적 요소만 인체의 구성 요소로 인정한다. 그러니 보이지 않는 에너지 차원의 인체 구성 요소인 경맥을 인정하지 않는 것이다.

한의학, 중의학, 아유르베다 의학, 요가 생리학, 밀교 생리학, 세계의 각종 민간 전통의학 등의 다양한 전통에서는, 보이지 않는 인체의 구성 요소인 에너지를 수천 년 전부터 치료에 응용하여 왔다. 치료에 에너지의 작용이 나타나지 않았다면 이것을 기반으로 하는 의학 체계들이 오랜 세월 이어오며 발전하여 왔겠는가?

현대과학은 다양한 전통 지식을 상당 부분 미신으로 치부한다. 그러나 과학은 항상 현재 진행형임을 알아야 한다. 오늘의 참이 내일의 거짓이 될 수 있는 것이 과학의 세계다. 늘 새로운 사실들이 나타나 옛것들을 밀어내는 현상 역시 과학의 세계에서는 일상이다. 그러므로 현재 우리가 알고 있는 과학적 사실이 절대적인 진리가 될 수 없음을 알아야 한다.

물질적 차원에서 관찰 가능한 몸의 요소들만 대상으로 하는 현대의학은 아직 기와 에너지의 세계에 입문도 못 한 것이나 다름없다. 그러니 현대의학이 경락과 기의 존재를 인정하든 말든 우리는 오랜 세월 동안 검증된 전통 의학 지식을 존중하고 이용하는 것이 옳다.

경맥은 인체 안과 밖을 종횡으로 지나가며 연결된 에너지 통로다. 12경락의 특정한 지점을 경혈經穴이라고 하는데, 인체의 에너지 흐름을 조절한다. 12경락 중 6개의 경락이 발에서 시작된다. 발에는 몸을 구성하는 뼈 206개 중 한쪽 발에 26개씩, 양발에 총 52개가 있다. 신체 전체 뼈의 4분의 1을 차지한다. 64개의 근육과 힘줄, 76개의 관절, 그리고 많은 인대들이 발에 모여 있다. 또 7,000개에 달하는 신경이 있으며, 신경세포는 한쪽 발바닥에만 약 20만 개가 모여 있다.

발바닥을 간지럽히거나 좁쌀보다 작은 티가 발바닥에 닿아도 참기 어려운 것은 수많은 신경세포 때문이다. 발바닥 신경세포의 자극은 곧바로 대뇌로 전달된다. 또 발바닥에는 신체의 조직과 장기에 대응하는 발반사구가 있다. 발반사구는 발의 특정 지점이 자극을 받으면, 거기에 대응하는 신체의 특정 조직이나 장기에 영향을 미치는 부위를 말한다.

발 마사지, 발반사 요법, 발 지압들은 발바닥의 경혈과 반사구, 신경을 손이나 기구로 자극해서 신체 조직과 장기에 치유력을 일으키는 요법이다. 맨발로 걸으면 이러한 자극이 저절로 일어난다. 맨땅의 굴곡, 작은 모래 알갱이들, 부드러운 풀잎들이

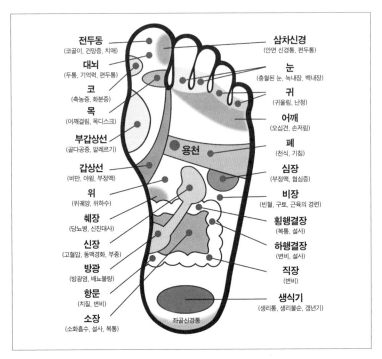

전두동
(코골이, 건망증, 치매)

대뇌
(두통, 기억력, 편두통)

코
(축농증, 화분증)

목
(어깨결림, 목디스크)

부갑상선
(골다공증, 알레르기)

갑상선
(비만, 야윔, 부정맥)

위
(위궤양, 위하수)

췌장
(당뇨병, 신진대사)

신장
(고혈압, 동맥경화, 부종)

방광
(방광염, 배뇨불량)

항문
(치질, 변비)

소장
(소화흡수, 설사, 복통)

삼차신경
(안면 신경통, 편두통)

눈
(충혈된 눈, 녹내장, 백내장)

귀
(귀울림, 난청)

어깨
(오십견, 손저림)

폐
(천식, 기침)

심장
(부정맥, 협심증)

비장
(빈혈, 구토, 근육의 경련)

횡행결장
(복통, 설사)

하행결장
(변비, 설사)

직장
(변비)

생식기
(생리통, 생리불순, 갱년기)

용천

좌골신경통

발반사구

발의 신경, 경혈, 반사구를 자극하여 발 마사지, 발반사 요법, 발 지압 효과를 저절로 일으키는 것이다.

또 맨발로 걸으면 신발에 감싸여서 자유롭게 움직이지 못하던 발가락의 움직임이 자유로워진다. 발가락 운동이 자유로워지면 신체의 균형 감각이 살아나면서, 굳어 있던 발가락 관절과 근육, 인대가 부드러워지며 신경들이 다시 살아나기 시작한다.

그렇기에 가벼운 근 골격 질환이나 척추 변형은 맨발 걷기를 통해 교정되기도 한다. 신발을 신고 걸으면 위에서 설명한 모든 효과를 볼 수 없다.

둘째, 꾸준히 걸으면 만성질환이 치유된다

맨발 걷기 운동은 특별한 장비나 경제적인 투자 없이도 할 수 있는 가장 저렴하고 안전한 운동이다. 따라서 운동을 처음 시작하는 사람, 노약자, 임산부 그리고 건강이 좋지 않은 사람을 포함한 거의 모든 이들이 실행하기 좋은 운동이다. 꾸준하게 맨발로 걸으면 각종 질병의 예방과 치료 및 체지방률을 감소시키는 데에도 효과가 뛰어나다. 운동으로 맨발 걷기를 할 때는 자연스럽고 편안하게 걷되, 천천히 걷기부터 시작하여 경쾌하면서도 약간 빠르게 걷는 것이 좋다.

대지 위의 무한한 자유전자가 인체로 유입되려면 발과 땅 사이에 아무것도 없어야 한다. 순수한 맨살과 맨땅이 직접 닿아야 한다. 신발을 신으면 어싱 효과는 제로가 된다. 앞서 제2장에서 밝힌 어싱의 다양한 효과와 함께 걷기 운동의 장점을 합친 것이 맨발 걷기 운동이다. 기왕에 건강을 위하여 걷는 운동을 할 바엔 신발을 벗고 맨발로 걸어야 한다. 필자는 맨발 걷기 운동이 생활

체육으로, 건강 지킴이로 이 사회에 자리 잡기를 바란다.

걷기 운동의 가장 기본이 되는 동작과 요령 정리

걷기 운동을 지도하는 분들은 다양한 걷기 동작을 응용하여 걷기 운동을 지도한다. 아래에 걷기 운동에 가장 기본이 되는 동작과 요령을 정리했다.

1. 가슴을 편다. 그래야 호흡이 깊어지면서 폐활량이 늘어난다.
2. 턱은 자연스럽게 당기고 3미터에서 5미터 앞의 전방 바닥을 바라본다.
3. 뒤꿈치부터 땅을 밟듯이 죽죽 밀며 걷는다.
4. 팔은 자연스럽게 앞뒤로 활갯짓을 한다.
5. 보폭은 평소의 보폭보다 10cm 이상 더 벌려서 걷는다. 평소의 보폭보다 더 벌리면 운동 효과가 더욱 상승한다.
6. 발바닥과 발가락 끝까지 발 전체에 체중을 분산시키

며 걷는다.

7. 천천히 걸어서 워밍업이 끝나면 평소보다 조금 빠른 걸음으로 땀이 촉촉하게 배도록 걷는다.

8. 최소 30분 이상 걸어야 한다.

9. 자갈이나 돌이 많거나 오염물이 있는 곳, 심하게 울퉁불퉁한 길에서는 맨발로 걷지 않는다.

이 정도만 주의를 기울여서 걷는다면 충분한 걷기 운동이 된다. 환자들이나 신체가 허약한 분, 맨땅의 위생 상태가 염려되는 분은 파상풍 주사를 맞기 바란다. 어싱을 하는 것만이라면 굳이 걷지 않아도 된다. 맨살과 맨땅이 접촉하는 것이 어싱이므로 걷는 운동을 하지 않고, 양말을 벗고 의자에 앉아서 맨땅에 발을 대고 있으면 된다. 이것만으로 완벽한 어싱이다.

실외 맨발 걷기의 맹점: 실내 어싱이 대안이 될 수 있다

건강에 매우 좋은 맨발 걷기 운동에도 문제점이 있다. 거주지 가까이에 맨발로 걸을 수 있는 마땅한 장소가 거의 없다는 것이다. 도시의 생활환경을 살펴보자. 도시의 땅바닥은 아스팔트와 시멘트, 보도블록으로 덮여 있다. 사방을 돌아봐도 맨땅을 찾을 수가 없다. 그나마 찾을 수 있는 곳은 도심지에서 야산을 끼고 조성된 오솔길 정도다. 학교 운동장도 맨발 걷기에는 좋은 환경이다. 그러나 항상 이용할 수는 없다.

시골은 어떤가? 시골은 차도에 아스팔트와 시멘트가 깔려 있다. 그 밖에 나머지는 맨땅이다. 그러나 시골의 맨땅은 잡초와 풀, 나뭇가지, 돌들로 덮여 있다. 이러한 곳은 맨발로 걸을 수 없다. 시골이나 도시나 맨발로 걸을 수 있는 땅은 흔하지 않다.

집 주변에 공원이나 공터가 있어서 맨발로 걸을 수 있는 환경이 조성된 지역은, 전체 생활환경과 견주어 매우 미미하다. 또 동절기나 우천 시에는 야외에서 맨발로 걸을 수 없다. 아무리 맨발 걷기가 좋아도 발바닥을 통하여 차가운 냉기가 몸으로 침투하면 병을 얻을 수 있다.

이러한 문제점을 해결할 방법은 무엇일까? 두 가지 방법이 있다.

첫째로 국민 건강을 위하여 지자체 차원에서 맨발 걷기 장소를 새롭게 조성한다든지, 기존의 생활체육공원 같은 곳에 맨발로 걸을 수 있는 곳을 추가로 조성한다든지 하면 된다. 그러나 야외에 맨발 걷기 장소를 많이 조성한다 해도 11월부터 이듬해 3월까지, 그리고 우천 시에는 여전히 야외에서 맨발로 걸을 수 없다.

이것을 해결하려면 상시적으로 이용할 수 있는 실내 맨발 걷기 장소를 조성해야 한다. 사계절 이용할 수 있는 실내 맨발 걷기 장소를 중심으로 생활체육 문화 공간을 만드는 것이다. 맨발 걷기 운동은 잠시 유행으로 지나가서는 안 되고, 국민 건강을 위한 생활체육으로 이 사회에 자리매김해야 된다.

왜냐하면 맨발 걷기 운동이 국민 건강에 미치는 효과가 지대하기 때문이다. 실내 맨발 걷기장은 어떤 시설을 어떻게 설치해야 하는지, 이용은 어떻게 하고 관리는 어떻게 해야 하는지, 다양한 아이디어와 솔루션이 필자에게 준비되어 있다. 컨설팅이 필요한 정부와 지자체 관계자는 연락을 주기 바란다.

둘째는 실내에서 맨발 걷기를 가능하게 하는 방법이다. 이 방법은 동절기에도 가능하다. 또 맨땅을 밟는 데 거부감이 있는 사람들이나, 발에 상처가 생길까 두려운 당뇨 환자들, 기타 질병이 있는 허약한 사람들은 실내에서 맨발 걷기를 하면 된다. 실내에서 맨발 걷기와 어싱을 하려면 기능적으로 잘 설계된 맨발 걷기 도구가 필요하다. 실내에서 가능한 맨발 걷기 어싱 도구는 조만간 필자가 제품화할 예정이다. 이 도구를 사용하면 맨땅을 걷는 것과 똑같은 효과를 누리면서 실내에서 맨발 걷기를 할 수 있다. 이 도구는 병원과 의원에서 사용하면 환자들의 운동 부족을 해소할 수도 있고, 건강 센터나 스포츠 센터, 공공체육시설, 가정 등 모든 실내에서 효과적으로 이용할 수 있다.

실내 어싱을
생활화한다

24시간 어싱한다

어싱은 맨살과 맨땅이 접촉하는 것이다. 단지 이런 간단한 행동으로 건강상의 지대한 이익을 얻을 수 있다. 맨발 걷기의 효과도 대부분 어싱에서 오는 것이다. 그런데 앞서도 지적했듯이, 야외에서 맨발 걷기는 대다수 사람들이 실천하기에는 매우 어렵다. 운동할 시간을 내기도 어렵고, 마땅히 맨발로 걸을 장소도 없다.

그렇기에 언제든지 실천할 수 있는 실내에서의 생활 어싱을 해야 하고, 이것을 가능하게 하는 방법이 있어야 한다. 실내 어싱을 가능하게 하는 것이 어싱 용품이다. 야외에서 맨땅에 접촉하는 것과 똑같은 어싱 효과를 실내에서도 어싱 용품을 사용하여 누리는 것이다.

전도성 있는 소재로 만든 어싱 용품을 사용하면 실내에서도 어싱이 가능하다. 수면 패드, 침대 시트, 이불, 베개, 소파 패드, 마우스 패드, 발판, 패치, 밴드 등이다. 실내에서는 어싱 용품을 전기 콘센트에 나와 있는 접지핀에 연결하여 사용한다. 접지핀은 분전함의 접지선에 연결되어 있다. 실내용 어싱 용품은 전자기기, 벼락에 의한 충격 전류에도 사용자가 안전하게 사용할 수 있어야 한다. 현재 유통되는 어싱 용품들 중에는 부분적으로 이러한 안전성 문제, 내구성 문제가 있는 제품들이 다수 있다. 올바른 어싱 용품을 고르는 기준에 대해서는 뒷장에서 상세하게 기술할 것이다.

어싱의 효과는 어싱을 실천하는 시간과 어싱이 이루어지는 피부의 표면적과 비례한다. 한 시간 동안 어싱을 하는 것보다 두 시간 동안 어싱을 하는 것이 효과적이고, 발바닥 면적만 어싱하는 것보다 더 넓은 피부 면적을 어싱하는 것이 효과적이라는 말이다. 그러므로 할 수만 있으면 24시간 어싱을 실천하는 것이 가장 좋다. 잠을 잘 때, 소파에 앉아서 TV를 볼 때, 책상 앞에서 공부할 때, 주방 싱크대 앞에서 어싱을 실천할 수 있다.

효과적인 어싱 용품을 사용하면 24시간 어싱이 가능하다. 실내에서의 생활 어싱은 특히 좋은 점이 있다. 바로 전자파도 방어할 수 있다는 것이다. 전기와 각종 전자기기를 사용하는 실내공간은 60Hz의 극저주파 대역의 전자파가 퍼져 있다. 실내에서 어싱 상태에 있으면 이러한 생활 전기 전자파에서 안전하다.

수면 어싱은 잠을 자면서 치유하는 것이다

특히 필자는 수면 어싱을 장려한다. 잠을 자지 않는 사람은 없다. 그러니 자는 동안 어싱을 할 수 있다면 최고인 것이다. 수면 어싱을 하면 하루 8시간 전후는 무조건 어싱을 할 수 있다. 게다가 누운 상태라서 가장 많은 피부 면적을 어싱할 수 있다.

어싱을 처음 발견한 오버는 수면제와 염증 약을 먹어야 잠을 잘 수 있는 사람이었다. 그는 어싱에 대한 영감을 얻고서 다음과 같은 실험을 한다. 자신의 집 여기저기를 조사하여 보니 침실이 전자파에 매우 심하게 노출되어 있었다. 그래서 자신이 잠을 잘 이루지 못하는 이유가 침실의 전자파 때문은 아닐까라고 생각한다. 전자파로 인하여 자신의 몸에 전압이 얼마나 걸릴지 의심하며 한 가지 실험을 하게 된다. 실험을 위하여 그는 침대에 어싱할 수 있는 장치를 조립하였다.

자신의 전압 수치를 살펴볼 요량으로 가슴에 전압 테스트기를 올려놓은 채 누웠는데 깜박 눈을 떠보니 아침이었다. 늘 복용하던 수면제와 염증약도 먹지 않았는데 깊은 잠을 잔 것이다. 깜짝 놀라 일어나 보니, 가슴 위에는 전압 테스트기가 그대로 놓여 있었다. 몸도 뒤척이지 않고 그대로 잠이 들어서 아침에 일어난 것이다. 미처 알지 못했던 어싱의 효과를 발견하는 순간이었다. 다음 날에도 그는 약을 먹지 않고도 어싱 상태에서 잠을 푹 자게 된다. 들뜬 마음에 그는 자신뿐 아니라 주변 사람들에게도 잘 때 어싱을 해보라고 권하였다.

그의 권유에 따라 어싱 수면을 실천한 사람들이 수면의 질이 좋아지고 기타 다양한 질병이 개선되었다고 이구동성으로 보고하였다. 이 사건을 계기로 그는 인체 어싱을 연구한 것이다.

잠은 낮 동안의 피로를 풀고 새로운 에너지를 충전하게 해준다. 최고의 보약을 먹고 최상의 음식을 먹어도 잠을 자지 못하면 인간은 일주일을 견디지 못하고 심신이 피폐해지고 생명의 위험도 감수해야 한다. 그래서 숙면은 건강한 삶을 위한 최고의 조건이 된다. 현대인들의 수면 환경은 대부분 숙면을 방해한다. 주택은 전자파 환경에 무방비 상태이고, 심리적으로는 다양한 스트레스에 노출되어 있다. 이러한 조건은 숙면을 방해하는 주된 요소이다.

밤에는 몸과 마음을 쉬며 잠을 자야 하는데 낮 동안의 스트레스는 쉽사리 진정되지 않는다. 이러한 스트레스는 생체리듬을 방해하여 밤 시간에도 계속해서 교감신경을 흥분시켜서 숙면을 방해한다. 밤에는 교감신경의 흥분이 가라앉고 부교감신경이 활성화되어야 숙면을 취할 수 있다.

밤에 잠을 잘 못 이루는 사람들은 코르티솔 호르몬의 분비 패턴이 교란된 경우가 많다. 코르티솔 호르몬은 교감신경의 흥분을 유발하는 호르몬이라서 낮 시간에 분비되어야 하는데, 잠을 자야 하는 밤 시간에 분비되는 것이다.

어싱 수면을 하면 코르티솔 호르몬의 분비 패턴을 일일 리듬에 맞추어 정상화한다. 이로 인하여 밤 시간에 자연스럽게 부교감신경이 살아나 마음이 편안해지면서 숙면을 취할 수 있다.

침실의 전자파는 인체의 전압을 높이고 미세한 생체전기 차원에서 전자기적 소란을 일으킨다. 이것은 분자나 세포 수준에서의 스트레스다. 전기를 사용하는 실내 환경에서는 필연적으로 전자파가 실내 공간을 채운다. 이러한 전자파는 전도체인 인체에 유도된다. 유도된 전자파는 인체에 유도전압을 일으킨다.

높은 혈압이 여러 가지 생리 기능 장애를 일으키듯이, 높은 인체 전압은 생체 전기적 항상성을 깨뜨리고 신경세포 간의 정보 전달을 방해한다. 전자파로 인한 유도전압이 인체에서 생체 전기적인 생리대사를 방해하는 것이다. 어싱을 하면서 수면을 취하면 전자파로 인하여 인체에 유도된 전압이 즉시 하강하고 안정화된다. 또 자유전자가 수면 시간 내내 인체로 유입되어서 활성산소와 염증을 제거하고 뇌파를 안정시켜서 수면의 질을 높인다.

접지 설비가 되어 있어야 한다

실내에서 어싱을 하려면 가장 첫 번째 조건이 건물에 접지 설비가 되어 있어야 한다는 것이다. 건물의 접지 설비는 법의 적용을 받는 전기 안전시설의 하나다. 건물에 접지 설비가 되어 있지 않으면 건축 준공 허가를 받을 수 없다. 그만큼 중요한 전기 안전시설이다. 전기를 사용하다 보면 누전이나 기타 전기 안전사고가 날 수 있다. 이때에 누전을 땅으로 흘려보내고, 기타 전기적 안전사고를 방지하기 위하여 건물에 접지 설비를 하는 것이다.

발전소에서 만들어진 전기는 수백만 볼트의 고압전력이다. 이러한 고전압은 중간에 고전압을 하강시키는 변압시설을 거쳐서 각 가정이나 건물로 들어온다. 가정에는 220볼트의 전기가 공급되며, 외부에서 가정으로 전기가 들어올 때는 가정마다 설치된 전기 분전함을 통하여 들어온다.

이 분전함은 전기를 방으로, 거실로, 화장실로 여기저기 나누어서 배분한다. 분전함 안에는 접지단자와 접지선(녹색)이 모여 있다. 분전함의 접지단자에 연결된 접지선은 각각의 전기 콘센트와 연결된다. 집 안의 모든 전기 콘센트에 연결된 접지선은 분전함의 접지단자에 모두 모여 있다.

분전함의 접지 단자에서는 하나의 접지선이 나와서 외부의 땅으로 연결되어 접지가 이루어진다. 접지선이 분전함에서 나와 전기 콘센트에 연결된다고 해서 전기선과 연결된 것은 아니다. 분전함 안에서 접지선은 전기선과 분리되어 있고 전기를 사용하지 않는다. 가정에서는 바로 이러한 건물의 접지 시스템을 통하여 어싱할 수 있다.

접지 설비가 되어 있지 않은 곳도 있다

접지 설비는 전기를 안전하게 사용하고 기타 전기 안전사고를 방지하는 필수적인 안전 설비다. 그런데 이러한 접지 설비가 되어 있지 않은 건물이나 가정집이 있다. 그것은 다음과 같은 이유에서다. 2001년 7월, 여러 신문에 국내 전기 안전사고 중 가장 큰 규모의 사고가 기사로 실렸다.

"서울, 경기, 수도권에 폭우가 내려서 길을 가던 시민들이 19명이나 전기 감전 사고로 목숨을 잃었다."

이 사고로 정부는 전기용품 안전 관리법을 개정하며, 2002년 이후로 신축하는 건물에는 반드시 접지 안전설비를 하도록 법제화하였다.

위의 사실에 비추어보면 2002년 이전에 지어진 주택들은 거의 접지 설비가 되지 않은 것으로 보면 된다. 내가 사는 집이 2002년 이전에 지어진 집이라면 전기 콘센트를 이용한 실내 어싱은 불가능하다. 이런 집에서는 땅으로 바로 접지 연결을 하여 실내 어싱을 할 수 있다. 또는 수도꼭지, 도시 가스관, 유선방송

어싱, 생명을 살리는 접속

단자를 이용하여 실내 어싱을 할 수도 있다. 그러나 이런 방법들은 장단점이 있어서 잘 알고 사용해야 한다. 이 내용에 대해서는 뒷장에서 자세하게 다룬다.

2002년 이전에 지어진 건물이라 하더라도 리모델링을 해서 접지 안전설비를 한 집이 있다. 이러한 집에서는 전기 콘센트의 접지선을 통하여 어싱 용품을 사용할 수 있다. 반면에 2002년 이후로 지어진 건물인데도 간혹 접지가 되지 않는 콘센트들이 있다. 이는 전기 기사가 접지선을 콘센트에 연결하지 않아서 그렇다. 건물의 접지 설비는 어싱 용품의 사용 유무와 관계없이 안전한 전기 사용을 위하여 매우 중요하다.

그러므로 신축 건물주는 이 부분을 놓치지 말고 살펴야 한다. 그리고 오래된 건물 거주자는 전기 설비만이라도 리모델링하여 접지 설비를 해야 한다. 그래야 전기 안전사고를 예방할 수 있다. 오래된 건물의 누전으로 인한 화재는 모두 접지 설비가 안 되어서 그런 것이다.

2002년도 이전에 지어진 오래된 아파트라도 리모델링을 통하여 접지 설비를 갖춘 곳이 많다. 그러나 소형 공동주택인 연립주택, 연립빌라, 단독주택은 리모델링을 하지 않아서 접지 설비가 안 된 곳이 많다. 하지만 대형 공동주택도 전기 리모델링이

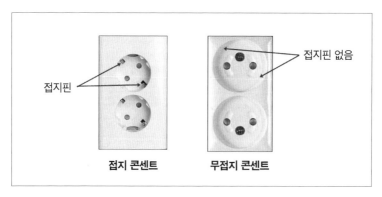

접지핀

접지핀 없음

접지 콘센트 **무접지 콘센트**

콘센트 종류

안 되어 있을 수도 있고, 소형 주택이라도 전기 리모델링이 되어 있을 수 있다. 그러므로 2002년 이전의 노후 건축물은 반드시 접지 설비가 되어 있는지 정확하게 확인하고 실내 어싱을 해야 한다.

전기 콘센트는 접지 콘센트와 무접지 콘센트가 있다. 위 사진을 보면 접지핀이 없고 구멍만 두 개 있는 콘센트가 있다. 이 것은 무접지 콘센트다. 무접지 콘센트는 2002년 이전에 지어진 건축물에 사용되었다. 지금은 제품으로 나오지 않는다. 집에 있는 콘센트가 무접지 콘센트라면 어싱 용품을 사용할 수 없다. 접지 설비가 된 건물은 모두 접지핀이 외부에 부착된 왼쪽의 접지 콘센트를 사용한다. 2002년도 이후에 지어진 건축물은 모두 접지 콘센트를 사용한다.

실내 어싱을 하려면 이러한 접지 콘센트에 접지 연결이 잘되어 있는지 반드시 확인하고 사용해야 한다. 접지 확인 플러그나 콘센트 접지 테스트기를 구입하면 누구나 간단하게 확인할 수 있다.

노후 건물의 수도꼭지와 수도관 어싱

과거에 수도관은 철제 파이프로 만들어서 사용하였다. 그러나 플라스틱 소재의 엑셀 수도관이 나온 이후로, 신축 건물은 물론 오래된 주택들도 리모델링을 통하여 모두 엑셀 수도관을 사용해 오고 있다. 엑셀 수도관은 플라스틱 소재라서 전기가 통하지 않는 부도체이다. 그러나 플라스틱 소재의 엑셀 수도관이지만, 수도관 속 물과 철물로 된 수도꼭지는 연결된 상태이므로 수도꼭지에 어싱선을 연결해도 어싱이 가능하다. 수도꼭지는 반드시 철물로 만든 것이라야 한다.

수돗물은 건물 외부의 땅속 수도관을 통하여 수원지와 연결되고 수원지의 물은 땅과 연결되어 있다. 그래서 노후 주택에서는 철물 수도꼭지에 연결하여 어싱을 할 수 있다.

그러나 건물의 수돗물이 땅속 수돗물과 연결되어 있지 않고 수도꼭지가 옥상의 대형 플라스틱 저수조를 통하여 실내로 연결되어 있다면 어싱을 할 수 없다. 옥상의 공중에 떠 있는 플라스틱 저수조 속 물은 땅과 단절되어 있기 때문이다.

만약에 엑셀 수도관이 아닌 철제 수도관으로 되어 있다면 수도관에 접지선을 연결해서 사용할 수도 있다. 하지만 실내의 수도관에는 전류가 흐를 수 있음을 유의해야 한다. 이게 무슨 말인가? 수도관은 전기와 연결되어 있지 않은데 어떻게 전류가 흐른단 말인가?

집에서는 각종 조명과 전력설비, 전자기기를 사용하기에 여기서 나오는 전자파가 실내공간을 채우고 있다. 특히 접지 설비가 갖추어지지 않은 주택은 실내공간에 전자파가 더욱 많이 방사된다. 전자파가 철물로 만들어진 수도관에 유도되면 유도전압이 발생하고, 드물기는 하지만 이로 인하여 수도관에 유도전류가 흐를 수도 있다.

전기 법칙상 이렇게 발생한 유도 전류는 땅으로 빠져나가야 맞지만, 오래된 노후 주택의 수도관에서는 간혹 알 수 없는 모종의 이유로 유도전류가 수도관에 정전기로 남아 있을 수 있다. 또

전기 설비의 노후로 인하여 수도관이 누전될 수도 있다. 노후 건축물은 워낙 변수가 많다. 특히 30년 이상 된 복도식 아파트와 오래된 단독 또는 연립주택에서는 수도관 접지를 하지 않는 것이 안전하다. 이러한 이유로 필자는 노후 건축물의 수도관에 어싱선을 연결하는 것을 반대한다.

땅으로 직접 접지 연결을 할 때는 집 주변의 땅 중에서 축축하고 습기가 많은 땅을 고른다. 이런 곳은 습기 때문에 자유전자가 많이 모여 있는 땅이다. 이런 땅에 대못이나 젓가락에 접지선을 연결하여 땅속 30cm 이하로 박는다. 더 좋게 하려면 철물점에서 30~50cm 사이의 접지봉을 구해서 이것을 접지선과 연결하여 땅속 30cm 이하로 묻는다.

못이나 젓가락, 접지봉을 박은 땅에 숯이나 소금을 같이 묻으면 주변의 자유전자가 더 많이 모인다. 햇볕이 들지 않는 습한 땅이 좋다. 어쩔 수 없이 햇볕이 잘 들어 땅이 잘 마르는 곳이라면 접지봉을 50cm 정도 깊게 박는다. 그리고 가끔 물을 뿌려서 항상 땅을 축축하게 한다.

실내 어싱은
위험하지 않다

어싱 건강법이 알려지면서 실내 어싱이 위험하다고 주장하는 사람들이 있다. 이들은 야외에서 하는 어싱은 괜찮지만 실내에서 하는 어싱은 전자파 때문에 위험하다고 주장한다.

또 야외에서 하는 어싱이 건강에 미치는 긍정적인 효과도 플라세보효과라고 애써 폄하한다. 소수의 주장이기는 하지만 이들의 주장이 무엇이고, 이 주장이 어떻게 잘못되었는지 알아보자.

어싱, 생명을 살리는 접속

실내 어싱은 전자파와 별 관련이 없다

모든 전자파가 미치는 영역을 EMF^{electromagnetic field}, 즉 전자기장이라고 한다. EMF는 전기장^{electric field}과 자기장^{magnetic field}을 합친 표기다. 실내 공간은 발생원이 다른 각종 전자파와 전기 사용으로 인한 저주파성 전자파가 퍼져 있다. 실내 어싱 반대론자들은 이러한 EMF가 실내 어싱을 하는 상태에서는 인체로 더욱 많이 흡수된다고 주장한다. 즉 'EMF가 있는 실내에서는 어싱을 하지 마라. 이런 공간에서 어싱을 하면 전자파가 몸에 더 많이 흡수된다'고 주장한다. 이러한 주장은 어싱에 대한 몰이해를 단적으로 보여준다.

전자파가 있는 실내에서 어싱을 하면 오히려 전자파가 인체로 더 적게 흡수됨을 알아야 한다. 60Hz의 저주파 교류 전기를 사용하는 실내는 저주파 영역의 전자파가 공간을 채우고 있다. 어싱은 저주파 영역의 전자파 중 전기장을 방어한다. 자기장은 방어하지 못한다. 그러나 걱정할 것은 없다. 60Hz의 자기장은 생활환경에서는 무시해도 좋을 정도이다.

문제는 60Hz의 전기장이지만 이것은 어싱으로 완벽하게 방어할 수 있다. 어떻게 그런 일이 가능할까? 어싱 상태에서는 인

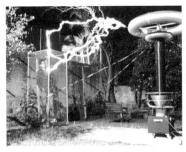
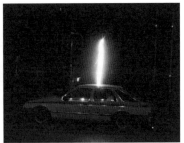

철망 케이지   자동차 케이지

체 표면에 패러데이 케이지^{faraday cage}와 같은 현상이 일어난다. 패러데이 실드^{faraday shield}라고도 한다.

이것은 속이 빈 형태의 전도성 금속 구조물인데, 금속 그물망을 상상하면 된다. 특정 구조물을 둘러싼 전도성 금속 그물망은 구조물을 외부의 전자파로부터 보호한다. 패러데이 케이지는 영국의 과학자 마이클 패러데이^{Michael Faraday}가 발명했으며 그의 이름을 따서 지었다. 이 사람은 우리가 사용하는 전기공학에 관한 대부분의 기초 원리를 구축한 위대한 과학자다. 산업에서는 전자, 전기 장치를 번개나 기타 방전으로부터 보호하기 위해 패러데이 케이지를 사용한다.

위 사진을 보자. 철망 케이지 내부에 사람이 있다. 외부에서는 고압의 전류가 케이지에 방사된다(전자파도 동일하다). 전류는

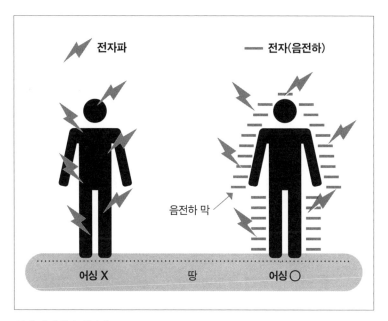

인체 페러데이 케이지

케이지의 표면에 부딪혀 모두 상쇄되고 내부의 사람에게는 아무런 피해가 없다.

뇌우를 동반한 우천 시에 자동차 안에 있으면 벼락을 맞더라도 안전한 원리도 이와 같다. 쇠붙이(전도체)로 된 차체가 패러데이 케이지 역할을 한다. 어싱 상태의 인체는 전자파에 대하여 이와 같은 패러데이 케이지 역할을 한다.

위 그림을 보자. 어싱을 하면 땅과 인체가 동전위^{同電位}를 이루면서 곧바로 음전하(자유전자)가 피부 표면으로 이동한다. 표면으로 이동한 음전하는 인체를 둘러싸며 막을 형성하는데, 이 음전하 막이 외부의 전자기장을 방어하는 패러데이 케이지와 같은 역할을 한다.

이러한 원리로 어싱된 상태에서는 전자기장이 인체 내부를 오염시키지 못한다. 반면에 어싱 상태가 아닌 인체는 전자파를 흡수한다. 인체로 흡수된 전자파는 유도전압을 일으켜 정상적인 생체전기 항상성을 위협한다.

어싱을 하면 인체가 패러데이 케이지 효과로 전자파에서 보호되는데도 안티 어싱론자들은 실내에서 어싱하면 전자기장을 인체로 더 끌어들인다고 한사코 주장한다. 그들은 야외에서도 벼락을 맞으니 실내 어싱은 전자기장에서 인체를 보호하지 못한다고 공포 분위기를 조성하는 논리를 편다. 실내에서 발생하는 EMF에 의하여 나타난 유도전압은, 수억, 수백만 볼트 전압의 벼락과는 비교할 수 없이 약한 몇 볼트 수준의 전압이다. 그런데도 벼락 운운하면서 겁을 준다.

이는 어싱 원리와 전혀 맥락이 다른 예를 드는 것이다. 패러데이 케이지 속의 사람이 고압 전자기장에서 보호받는 것처럼, 어싱을 하면 인체 표면에 형성된 음전하의 막이 패러데이 케이

어싱, 생명을 살리는 접속

지 역할을 하면서 인체가 전기장에서 보호받는다. 온라인상의 허위 정보를 무시해버리자.

실내에서 어싱을 할 때 과연 실내의 전자파가 방어가 되는지 실험으로 살펴보자. 원리는 이렇다. 실내의 전자파는 인체라는 전도체에 유도된다. 그러면 유도된 전자파가 인체 표면의 전압을 상승시킨다. 이것이 인체 표면에 나타난 유도전압이다. 약한 전자파라도 지속적으로 노출되면 가랑비에 옷 젖듯이 피해가 누적된다.

하지만 어싱 상태에서는 인체가 전자파로부터 보호를 받는다. 이러한 원리에 따라서 실내에서 어싱을 실행하기 전의 인체 유도전압과 어싱을 실행한 다음의 인체 유도전압을 서로 비교하여 본다. 그러면 어싱 상태의 인체에서 패러데이 케이지 효과가 나타나는지 아닌지 알 수 있다.

다음 페이지에 나오는 사진은 실내 공간에서 인체에 유도된 전자파로 인하여 상승한 인체 전압을 보여준다. 인체 전압은 47.37V이다. 사진 속 공간은 방바닥에 전기 온열 패널이 깔려 있다. 그래서 전자파(전기장)가 많이 발생한다. 이 공간에서는 많은 전자파가 인체에 유도되므로 47.37V라는 매우 위험한 수치의 인체 전압이 나타났다. 1V는 1,000mV다.

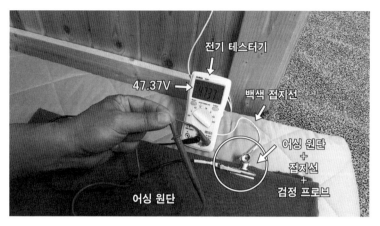

어싱 전 인체 전압

47.37V=47,370mV다.

1983년에 설립된 독일의 건축 생물학 연구소에서 2015년에 발표한 '수면 공간의 건축 생물학적인 가이드라인'에 제시한 인체 전압 기준은 다음과 같다. 수면 공간이지만 깨어 있는 공간도 다를 바 없다(2장의 '60Hz 저주파는 인체 전압을 올린다'는 글에 첨부한 '실내(수면 공간 기준)의 인체전압' 도표를 참조).

- 10mV 이하는 이상 없다.
- 10mV~100mV까지는 약하다.
- 100mV~1,000mV까지는 심각하다.

- 1,000mV(1V) 이상이면 매우 심각하다.

- 실내에서 내 몸의 유도전압이 100mV 이하로 유지된다면 안전하다.

- 100mV 이상 넘어가면서 안전 상태가 점점 위험 상태로 되어간다.

이 기준과 비교하면 47,370mV는, 10mV(이상 없음) 기준으로 4,737배, 100mV(약함) 기준으로 473.7배 높다.

사진 속 공간은 방바닥의 전기 온열 패널로 인하여 비정상적으로 인체 전압이 상승한 상태다. 보통의 실내 공간은 저렇게 높은 수치의 인체 전압을 상승시키는 전자파가 방사되지 않는다.

그러나 전기와 전기용품을 사용하는 실내에서는 대부분 1V(1,000mV) 이상의 인체 전압이 항상 유도된다. 자! 그러면 저렇게 높은 수치의 인체 전압이 어싱을 하면 어떻게 변하는지 살펴보자.

다음 사진은 47.37V의 인체 전압 상태에서, 손바닥을 접지한 어싱 원단에 접촉한 상태다.

47,370mV(매우 심각)의 인체 전압이 즉시 22mV(약함, 안전)

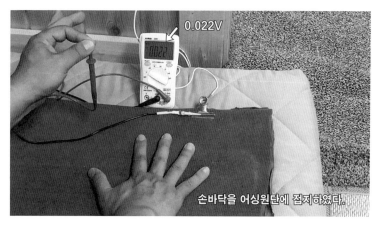

0.022V

손바닥을 어싱원단에 접지하였다.

어싱 후 인체 전압

로 내려갔다. 이것은 어싱 상태에서는 인체가 전자파에서 보호됨을 확실하게 보여주는 과학적인 현상이다. 그러므로 실내 어싱을 해도 패러데이 케이지 효과로 인하여 전기장의 피해를 받을 염려가 없다. 실내 어싱은 위험하지 않다. 오히려 건강한 생활습관을 위하여 전기를 사용하는 실내에서는 어싱을 장려해야 한다.

알아야 할 것은 전자파의 인체 유입으로 몸에 나타나는 유도전압의 수치는 어싱을 하면 내려가는 점이다. 이때 변화된 유도전압의 수치는 다음과 같은 네 가지 변수에 따라 달라진다.

1. 어싱 용품의 표면 저항

2. 어싱하는 사람의 인체 저항

3. 어싱이 이루어지는 인체의 표면적

4. 실내 전자파의 많고 적음

위의 네 가지 요인에 따라 유도전압의 수치는 달라진다. 그렇기에 어싱을 한다고 무조건 내 몸의 전압이 땅의 전압과 같이 절대적 기준인 0V가 되는 것이 아니다.

안티어싱론자들의 주장들: 콘센트 어싱은 미세전류가 흐른다?

이 주장도 전기에 대한 상식이 전혀 없는 소리다. 어싱 상태에서 내 몸에 미세한 전류가 흐른다는 것은, 어딘가에서 내 몸으로 전류가 흘러 들어온다는 이야기다. 어디서 들어올까? 과연 들어올까? 어싱 용품과 전기 콘센트의 접지핀 사이는 어싱선이 연결되어 접지가 되고 있다. 그렇다면 전기 콘센트의 접지핀 → 어싱선 → 어싱 용품 → 몸을 통해 전류가 들어온다. 이게 말이 되는가? 전기 콘센트의 접지선은 전기선과는 연결되어 있지 않다.

어싱은 전기를 사용하지 않는다. 접지선은 발전소에서 들어온 전력선과는 무관하게 땅으로 연결되어 있다. 애초에 실내 접지선의 용도는 누전이나 유도전류를 땅으로 흘려보내기 위한 것이다. 모든 전류는 접지선에 닿자마자 땅으로 흘러간다. 거꾸로 어싱 용품으로는 들어오고 싶어도 못 들어온다. 이것이 전기 법칙이고 전기 원리에 맞는 현상이다. 실내 어싱 용품이 전기 콘센트의 접지선과 연결되어 있다고 해서 어싱을 할 때 전기를 사용한다거나 전기선과 연결되었다고 생각하지 말자. 이는 실내 어싱에는 해당하지 않는다.

그들은 이렇게도 말한다. 어싱을 하면 땅을 통하여 전자가 인체로 들어온다고, 전자의 흐름이 전류이니까 땅에서 인체로 미세전류가 들어와서 위험하다고 주장한다. 그야말로 식자우환(아는 사람이 걱정이 많다)이다. 아니, 아는 게 문제라기보다는 잘 모르면서 안다고 생각하는 게 문제다. 전력 계통의 교류 누설 전류가 접지선을 타고 땅으로 흘러나가는 현상과 땅에서 자유전자가 인체로 들어오는 것은 전혀 다른 전기 원리다.

땅에서 인체로 들어오는 자유전자의 흐름에 의한 미세전류는 나노(1억 분의 1) 암페어 수준의 매우 미세한 직류 전기의 흐름이다. 이러한 수준의 직류는 인체에 아무런 영향을 주지 않는다. 오히려 마이크로 암페어(100만 분의 1) 수준의 직류를 인체로 흘려보내는 미세전류 치료법도 있다. 마이크로 암페어 전류도 인체에 아무런 자각 증상이 없다. 어싱은 안전하다. 안티어싱론자들의 주장에 현혹될 필요가 없다.

콘센트에 전류가 흐르면 위험하다?

현재 유튜브나 온라인에는 실내 어싱 시스템에 대하여 매우 잘못된 정보가 여기저기 퍼져 있다. 그중 하나를 보자. 필자가 유튜브를 보면서 실소를 금치 못한 영상이 있다. 이 영상의 주인공은 콘센트에 검전기를 갖다 대고 검전기에서 빨간 불이 들어오고 삑삑거리는 소리를 들으며 호들갑스럽게 말한다.

"이것 보세요. 콘센트에는 전류가 흐르니 콘센트에 연결하여 어싱을 하면 위험합니다."

이 사람은 전류와 전압도 구분하지 못하고 있다. 콘센트 자체에는 전류가 흐르지 않는다. 전류는 콘센트 내부의 전기선에만 존재한다.

검전기는 전류(전자기의 흐름)가 아닌 전압(전자기의 압력)을 측정한다. 검전기의 삑삑거림을 이해하려면 검전기의 작동 원리를 이해해야 한다. 검전기가 콘센트의 전계(전기장)에 접촉하면 정전 유도에 의해 유도전압이 검전기에 생성된다. 이 때문에 검전기와 콘센트 사이에는 정전 용량(전기 용량)이 생성되고, 검전기와 인체(손으로 검전기를 잡은 상태), 인체와 대지 사이에도 정전 용량이 생성된다.

이 상태에서 검전기 내부에 미세한 전류가 생성되는데 이 전류가 검전기 내부의 저항에 검출되어 삑삑 소리로 나타난다. 즉 간단하게 말하면 검전기의 삑삑거림은 콘센트의 전기장에 의한 유도전압으로 나타난 검전기 내부의 미세전류 현상이다. 이는 콘센트에 흐르는 전류를 측정한 것이 아니다. 삑삑거림을 유발하는 검전기 내부에 생성된 미세전류는 마이크로 암페어(100만 분의 1) 단위로 인체에 아무런 영향이 없는 전류량이다.

일반인들이 보기에는 검전기에서 빨간불이 들어오고 삑삑거리고 하니, 콘센트에 연결하여 어싱을 하면 안 되는구나라고 생각하기 쉽다. 더구나 영상 속의 주인공은 어싱 용품을 만들어서 판매하는 업자다. 일반인들은 어싱 용품을 만드는 사람이니 어싱 원리도 정확하게 알겠지 하고 믿는다.

어싱, 생명을 살리는 접속

영상의 주인공은 전기 콘센트를 이용하지 말고 땅으로 직접 접지선을 연결하여 실내에서 어싱하라고 조언한다. 아마도 선한 동기로 영상을 촬영했겠지만, 전자기 상식을 전혀 모르고 하는 소리다. 동기가 어떠하든 이것은 잘못된 정보다.

콘센트의 전기장으로 인하여 검전기에서 미세전류가 생성되었지만, 콘센트의 전기장은 접지된 어싱선에서는 정전 차폐 상태가 되어 정전 유도에 의한 미세전류가 생성되지 않는다. 만약에 전류가 생성된다 해도 접지선을 타고 땅으로 흘러나가지, 절대로 어싱선을 타고 역으로 어싱 용품으로 들어오지 못한다.

사실상 전기 콘센트에 실내 어싱을 하면 위에서 말하는 문제점들이 아닌 다른 요인으로 생기는 안전사고를 걱정해야 한다. 이는 어싱 용품에 연결하는 어싱선의 구조적인 문제 때문에 발생한다.

어싱하면서 뭔가 찌릿찌릿해서 위험하다?

간혹 매우 드물게 실내에서 어싱 용품을 사용할 때 몸에서 찌릿찌릿함을 호소하는 경우가 있다. 이는 어싱 용품의 문제가 아니라 어싱을 하는 실내의 전자파 환경 때문이다.

본체가 금속으로 된 노트북을 배터리가 아니라 전기선으로 연결하여 사용할 때, 찌릿찌릿한 감전 현상을 간혹 겪는다. 이는 노트북의 누전 현상이다. 모든 전기 전자제품은 미세한 누전이나 유도전류 현상이 있을 수 있다. 제품에 접지 설계가 되어 있지 않으면 이런 현상이 발생할 수 있다. 감전 현상이 있는 노트북에 접지선을 연결하면 감전 현상은 없어진다. 접지선을 타고 누전이 땅으로 흘러가기 때문이다. 그러면 실내 어싱 상태에서 느끼는 찌릿함도 누전 때문일까?

아니다. 어싱 용품은 전기를 사용하지 않는다. 실내에서 어싱 용품은 전기 콘센트의 접지선에 연결하여 사용하는 것이지, 콘센트의 전기선에 연결하여 사용하는 것이 아니다. 그렇기 때문에 실내 어싱에서 느껴지는 감전 현상이 전기 누전 때문일 것이라 지레짐작하여 미리 겁먹지 말자. 혹시 누전이 접지선으로 들어온다고 해도 그 누전은 접지선을 타고 땅으로 흘러간다. 절대로 어싱 용품으로 거꾸로 흘러 들어오지 않는다.

그러면 실내 어싱에서는 무엇 때문에 찌릿찌릿한 현상이 생길까? 이것은 유도전압에 의한 유도전류 현상이다. 먼저 유도전압이란 전자기장이 한 전도체에서 다른 전도체로 흡수(유도)되어 생기는 전압이다. 전기가 흐르는 전력선 옆에 전기가 흐르지 않는 전력선을 놓으면 전기가 흐르지 않는 전력선에 전압이 생

어싱, 생명을 살리는 접속

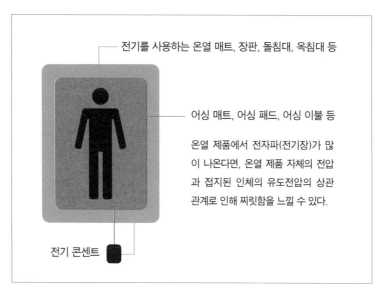

전기를 사용하는 온열 매트, 장판, 돌침대, 옥침대 등

어싱 매트, 어싱 패드, 어싱 이불 등

온열 제품에서 전자파(전기장)가 많이 나온다면, 온열 제품 자체의 전압과 접지된 인체의 유도전압의 상관관계로 인해 찌릿함을 느낄 수 있다.

전기 콘센트

온열 제품 + 어싱 패드

기는데, 이런 현상을 유도전압이라고 한다. 유도전압은 전위차로 인한 유도전류의 흐름을 발생시킨다. 이것은 전기 법칙 중에 '전자기 유도' 법칙에 따른 현상이다. 고압선 밑을 지나갈 때 몸이 찌릿찌릿한 현상도 이러한 유도전압에 의한 유도전류 현상으로 인한 것이다.

　이러한 전자기 유도 법칙을 알면 실내 어싱 상태에서 몸이 찌릿찌릿한 현상을 이해할 수 있다. 실내에서 어싱 용품을 사용할 때 찌릿찌릿하다면 그 원인은 두 가지 중 하나이다.

첫째, 앞 페이지에 나오는 그림처럼 전기를 사용하는 온열 제품과 침구용 어싱 패드를 함께 사용하면 미세전류 감전 현상이 있을 수 있다. 난방용 온열 제품에는 전기장판, 온열패드, 온열매트, 온열침대(돌침대, 흙침대, 옥침대, 기타) 등이 있다. 이러한 온열 제품은 전기를 사용하기에 전자파가 나온다. 전자파 안전 인증을 받은 제품에서도 전자파가 나오는 경우가 많고, 기타 온열 제품에서도 전자파가 많이 나온다.

필자가 다양한 온열 제품을 실험해보니 사실상 대부분 전자파가 나왔다. 전자파 발생량의 차이만 있을 뿐이었다. 전자파 인증 제도가 있기는 하지만, 실제 시장에서 팔리는 온열 제품은 인증을 받지 않았거나 전자파에 취약한 경우가 많다. 이러한 온열 제품 위에 어싱 패드를 덮고 사용하면, 어싱 패드가 온열 제품에서 나오는 전자파를 막아준다.

어싱 패드와 함께 사용하는 온열 제품에서 전자파가 많이 나오지만 않는다면 찌릿찌릿한 감전 현상이 나타나지 않는다. 그러나 온열 제품에서 전자파(전기장)가 많이 나온다면, 온열 제품 자체의 전압과 접지된 인체의 유도전압의 상관 관계 때문에 찌릿함을 느낄 수 있다. 인체가 접지되어 있지 않다면 전자파가 많이 나오는 온열 제품을 사용해도 찌릿함을 느끼지 않는다.

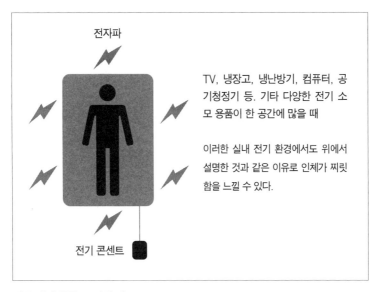

전자파

TV, 냉장고, 냉난방기, 컴퓨터, 공기청정기 등. 기타 다양한 전기 소모 용품이 한 공간에 많을 때

이러한 실내 전기 환경에서도 위에서 설명한 것과 같은 이유로 인체가 찌릿함을 느낄 수 있다.

전기 콘센트

각종 전기 용품 + 어싱 패드

둘째, 어싱 용품을 사용하는 실내 공간에 각종 전기 전자제품을 많이 사용할 때다. 전기 전자제품을 많이 사용하면 전력 소모가 많아서 실내에 전자파가 많이 흐른다. 이러한 실내 전기 환경에서도 위에서 설명한 것과 같은 이유로 인체가 찌릿함을 느낄수 있다.

내 몸이 어싱으로 접지되어 있기에, 전자파에 의한 유도전압으로 생성된 유도전류가 몸에서 어싱 용품을 타고 빠져나갈 때찌릿찌릿함을 느끼는 것이다. 이러한 조건을 잘 이해하여 실내의 전자파 발생량을 최소화한 다음에 올바르고 안전한 어싱 용품을 사용한다면 감전 현상은 나타나지 않는다. 실내에서 어싱을 할 때 찌릿함을 느끼는 것은 어싱 용품의 문제가 아닌 실내 전자파 환경 때문이다.

조산아의 실내 어싱도 안전했다

정상적인 실내 어싱이 얼마나 안전한지 다음의 논문을 통하여 알아보자. 출생 시 체중이 2.5kg 미만 또는 태내 37주 미만의 신생아를 조산아 또는 미숙아라고 한다. 조산아는 정상 출산 신생아들보다 질병에 감염되기 쉽고 인체 면역력도 낮다. 그래서 정상적으로 성장하는 데 어려움이 많고 성장을 해서도 건강에 취약한 신체를 갖게 된다. 어싱이 조산아들의 신체에 어떠한 영향을 미치는지 보여주는 임상 연구 기록이 있다. 미국 펜실베이니아 주립대학교 의과대학 임상의학과에서 2012년 10월부터 2014년 1월까지 임상 연구를 하였다(〈전기 접지가 미숙아의 미주신경 긴장도를 개선한다Electrical Grounding Improves Vagal Tone in Preterm Infants〉, 《신생아학Neonatology》, 2017년; 112, 187~192쪽). 미주

신경 迷走神經, Vagus Nerve은 뇌신경의 하나로 부교감신경 조절 등을 관장한다.

조산아 26명과 정상아 26명을 교차 접근 방식으로 관찰 연구하였다. 어싱 환경은 각종 전자기장이 흐르는 병원 실내이며 실내의 전기 콘센트에 연결된 접지 환경을 이용하였다. 결과를 요약하면 다음과 같다.

인큐베이터 속에서는 극저주파성 전자기장이 방사되었다. 인큐베이터 속의 자기장 수치는 1.5~12.7mG였고, 모든 조산아의 피부 전위는 상승하였다. 피부 전위가 상승했다는 것은 신생아들의 몸으로 60Hz 극저주파성 전자파가 흡수되어 피부의 유도전압이 상승했다는 사실을 말한다.

다음 자기장 수치를 보면 1.5~12.7mG이다. 현재 국제적으로 자기장 전자파의 인체 영향력을 연구하는 많은 전문가들의 통상적인 적정 기준은 2mG 이하다. 임상 결과를 보면 어싱 상태에서는 조산아들의 신체 전위가 95퍼센트 이상 낮아진다. 이는 전기장 전자파에서 보호된다는 의미다.

실험 결과에 따르면 조산아들은 스트레스 회복력이 개선되고 면역력과 생리대사가 좋아졌다. 조산아들은 어싱을 하지 않으면 바로 어싱 전의 생리대사 상태로 돌아갔다. 어싱은 이제 막

태어난 신생아 가운데서 건강에 취약하게 태어난 조산아들의 신체 면역력을 올려주는 것으로 관찰되었다.

특히 신생아는 전자파 흡수율이 가장 높다. 인체의 염분과 수분이 가장 많은 상태여서 그렇다. 신체적으로 매우 취약한 상태의 조산아들이, 높은 전자기장 환경 조건인 중환자 병실에서 전기 콘센트 접지를 통한 어싱을 한 것이다. 결과는 아무런 위험도 없었으며 실내 어싱은 안전하였다.

사실이 이러한데도 어싱의 원리를 잘 모르는 안티어싱론자들은 전기 콘센트에 연결해서 어싱을 하면 위험하다고 주장한다. 전기 콘센트의 전자파가 어떻고, 미세전류가 어떻고 하면서 이런 것들이 어싱선을 타고 들어가서 위험할 수 있다고 한다. 어싱의 전자기 원리를 전혀 모르는 것이다. 이들은 등 밑으로 220볼트가 흐르는 온열 제품은 어떻게 사용할까? 어싱 용품은 1볼트도 흐르지 않는다!

위에서 설명한 여러 가지 예를 이해하면 이런 주장을 하는 사람들의 말에 현혹되지 않을 것이다. 전기 콘센트에 연결된 접지선을 활용한 실내 어싱에 대하여 안심해도 된다.

실내 어싱 방법 소개

실내 어싱은 일상의 건강을 지키는 훌륭한 방법이다. 실내 어싱은 전기를 사용하는 실내 공간의 전기장 전자파를 완벽하게 방어한다. 그리고 실외에서는 잠시 어싱을 할 수밖에 없지만 실내에서 어싱 용품을 사용하면 수면 시간과 책상 앞에 앉는 시간, TV를 시청하는 시간을 포함하여 대다수의 시간을 어싱 상태에서 생활할 수 있다.

다음과 같은 생활환경과 조건에서 어싱한다.

1. 가능하면 주변의 전기용품을 최소로 하여 실내의 전기장 방출을 줄이고 어싱 용품을 사용한다. 특히 전기를 사용하는 난방기구나 전열기 가까이에서는 어싱을 하지 않을 것을 권한다. 이러한 전기제품은 대부분 과한 전기장을 발생시킨다. 어싱이 생활 전기에서 나오는 전기장을 방어하지만 많은 전기장이 나오는 전기제품이 가까이 있으면 모두 방어하지 못한다. 그래서 드물게 유도전류 현상으로 인체가 미세하게 감전되기도 한다. 이는 인체가 심각한 데미지를 입는 조건은 아니지만 불안함을 유발한다.

2. 정상적인 어싱 용품들은 역전류를 방어하는 장치를 용품에 장착한다. 그렇기 때문에 천둥번개가 칠 때 어싱 용품을 사용해도 안전하다. 그런데 가능하면 천둥번개가 치는 환경에서는 어싱 용품을 사용하지 않는 것이 좋다. 전기는 워낙 변수가 많아서 안전장치가 있는 어싱 용품을 사용하더라도 만에 하나 알 수 없는 안전사고를 원천적으로 봉쇄하자는 취지다. 또 어싱 용품을 콘센트에서 분리해 놓는 것이 좋다. 이는 혹시 모를 역전류에서 어싱 용품의 안전장치를 보호할 수 있기 때문이다. 어싱 용품의 역전류 방지 안전장치는 1회성이다.

3. 전기온열난방 제품인 전기장판, 전기온열매트, 전기온열패드, 전기온열침대, 온돌용 전기패널, 온돌용 전기필름 등과 같은 제품과 어싱 용품을 함께 사용할 때는 특히 주의를 요한다. 이러한 제품 중에서 전기장이 기준치(10V/m 이하) 이하로 차폐가 안 된 제품에서는 대부분 전기장이 과하게 방출된다. 만약에 특정한 온열 제품과 어싱을 함께 하니 몸에 감전 현상이 있다면, 그 온열 제품에서 과도한 전기장을 방출하는 것이다.

어싱, 생명을 살리는 접속

이러한 제품이 가까이 있을 때는 어싱을 하지 않는다. 과도한 전기장을 방출하는 온열 제품의 전기장을 차폐하고 어싱 용품과 함께 사용하면 괜찮다. 온열 제품은 교류전기 220볼트를 사용하는 제품 중에서 EMF 인증을 받은 제품을 사용하는 것이 좋다. 물론 전자파가 나오지 않는 직류 전기 24볼트를 사용하는 직류 온열 제품을 사용하는 것이 더 좋다.

4. 방바닥 난방을 위하여 사용하는 전기패널과 전기필름은 특히 조심해야 한다. 대다수의 전기패널과 전기필름에서는 매우 많은 전기장이 검출된다. 이러한 실내 환경에서는 어싱을 하지 말아야 한다. 많은 전기장이 방출되는 환경에서 어싱하면 유도전류가 과하게 흘러 깜짝깜짝 놀라는 감전 현상이 생긴다. 어싱을 하지 않아도 이러한 환경에서는 인체에 위험한 전자파가 나온다. 이것을 방어하려면 방바닥 장판을 걷어내고 전기장을 차폐하는 장치를 해야 한다. 가능하면 전기장에서 안전한 전기패널과 전기필름을 사용해야 한다.

어싱 용품을 사용하는 실내 어싱 자체는 아무런 위험이 없는 건강법이다. 다만 위에 서술한 조건과 환경에서 실천해야 효과적이고 안전하다.

전기온열난방 제품들과 어싱

실내 어싱법 중에서 가장 흔한 것이 수면 중 어싱이다. 수면 중 어싱을 실천하려면 침구용 어싱 제품을 사용해야 한다. 침구용 어싱 제품 중에서도 어싱 패드가 가장 널리 사용된다. 그런데 날씨가 추워지면 각 가정마다 전기를 사용하는 온열 제품과 어싱 패드를 함께 사용한다. 춥게 잘 수는 없기 때문에 이는 당연한 것이다. 이때 사용하는 전기온열난방 제품의 전자파 환경은 건강에도 매우 중요하지만, 효과적인 어싱을 위해서도 중요한 조건이다.

그래서 전기온열난방 제품의 전자파 환경과 국가인증에 대하여 알고 있어야 한다. 전기온열난방 제품을 판매하는 회사는 전자파 안전 인증을 받았다고 제품마다 광고하며 문제없는 것처럼 마케팅하지만, 실제로는 다음과 같은 문제점이 있다.

1. 생활전기 전자파는 전기장과 자기장 모두 방어해야 한다. 그런데 전기온열난방 제품 중에는 자기장은 방어하지만 전기장은 방어하지 못하는 제품들이 많다. 아마도 업체들이 전기장이 인체에 미치는 부작용에 대해서는 바르게 인지를 못하고, 자기장을 차폐하는 데만 주의를 기울여서 그런 것 같다. 그러나 전기장도 인체에 악영향을 미친다. 인체의 전압을 올려서 생체 전기적 생리의 항상성을 깨는 주범은 전기장 전자파다.

2. KC, KR, EMI, EMS, EMC 인증이 있다. KC, KR 인증은 220볼트 전기를 사용하는 전기전자제품은 의무적으로 받아야 하는 국가인증이다. 이것은 전기전자제품을 사용할 때 발생할 수 있는 누전이나 감전 등 그 밖에 전기적 안전성에 대한 인증이다. 이는 인체에 전자파의 영향력이 미치는 결과에 대한 인증이 아니다.

   EMI는 특정 전기전자제품을 사용할 때, 외부에서 침투하는 전기장, 자기장의 영향으로 인해 이 제품에서 일어날 수 있는 오작동 여부를 알아보는 인증이다. EMS는 특정 전기전자제품을 사용할 때, 이 제품의 전자기적 영향으로 인해 외부의 전기전자 제품에 일어날 수 있는 오작동 여부를 알아보는 인증이다. EMI, EMS는 국가에서 실행하는 일종의 형식 승인이며 강제 절차에 따른 인증이다.

EMI와 EMS 인증을 합쳐서 EMC 인증이라고 한다. KC, KR, EMI, EMS, EMC 인증, 어느 것도 전자기장이 인체에 미치는 영향에 대한 안전 인증이 아니다. 실상이 이러한데, 전기를 사용하는 각종 온열난방제품을 제조 판매하는 업체는 마치 자사 제품은 전자파에서 안전한 것처럼 교묘한 광고 문구를 사용하며 소비자를 기만한다.

현재 국내에서 그나마 믿을 수 있는 전자파 인증은 EMF 인증이다. EMF는 '한국기계전기전자시험연구원'이라는 사설기관에서 인증한다. 사설기관이지만 평균적인 국제기준에 맞추어, 전기장 10볼트퍼미터$^{V/m}$, 자기장 2미리가우스^{mG} 이하로 검출되는 전기온열 제품에 EMF 인증을 주고 있다.

EMF 인증의 전기온열 제품을 이용하기 바란다. EMF 인증 전기온열 제품과 어싱 패드를 함께 사용하는 것은 권장할 만하다. 10볼트퍼미터 정도의 전기장도 인체에 작은 전압이라도 올리지만, 이를 어싱이 완벽하게 방어한다.

어싱, 생명을 살리는 접속

전기온열난방 제품 중에서 특히 패드, 매트, 침대, 패널, 필름은 인체에 직접적인 영향을 미친다. 이는 이러한 제품들이 모두 피부와 밀착해서 사용되기 때문이다. 이러한 제품들이 인체에 미치는 영향을 일반인들은 잘 모르며, 정부 차원에서 실효성 있는 관리도 하지 못하고 있다. 따라서 각자가 알아서 잘 대응해야 한다.

어싱 용품
바르게 알기

어싱 용품 연결 모식도

필자도 2019년에 수면용 어싱 패드를 만들어 보급한 적이 있다. 그러나 1년 만에 제품을 단종시켰다. 어싱 용품을 만들다 보니 국내 유통 어싱 제품을 포함하여 전 세계의 어싱 용품들이 무엇이 문제인지 알게 되었다. 그러나 이것을 해결할 마땅한 방도가 없어서 사업을 접고 수년을 연구하고 고민하였다. 어싱 용품의 문제점, 유통 시장의 문제점들을 살펴보자.

어싱 용품은 어싱 용품 본체와 이 본체를 전기 콘센트의 접지 핀에 연결하는 어싱선으로 구성된다. 어싱 용품의 표면은 전도

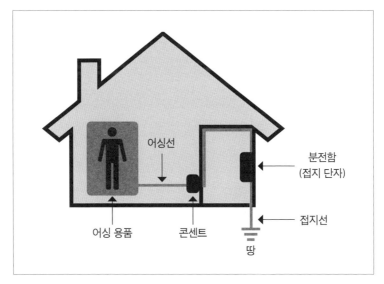

실내 어싱 연결 모식도

성 재질로 만든다. 어싱 용품 표면이 피부와 접촉을 유지한 상태
에서 인체에 전자를 보내는 땅의 역할을 한다. 어싱 용품과 전기
콘센트에 부착된 접지핀과 연결하는 어싱선은 구리선으로 만든
다. 실내에서 어싱이 가능하려면 건물의 전기 설비에 접지 시스
템이 되어 있어야 한다. 외부의 땅속 접지봉에 연결된 접지선은
전기배관을 타고 건물 벽체의 분전함 속 접지단자에 연결된다.
외부 접지선과 연결된 접지단자에는 건물 내부의 모든 전기 콘
센트에 연결된 여러 가닥의 접지선이 모여 있다.

이 상태에서 실내 어싱은 다음과 같은 접지의 흐름으로 이루어진다. 땅 → 분전함(접지 단자) → 전기 콘센트 → 어싱선 → 어싱 용품 → 사람. 이 중에서 어느 한 군데라도 연결이 끊어지면 실내 어싱이 이루어지지 않는다.

어싱이 되지 않는 어싱 용품

어싱이 되지 않는 어싱 용품이 지금도 버젓이 유통된다면 믿을 수 있겠는가? 법적인 문제로 그러한 회사들을 특정할 수 없는 것이 아쉽다. 이러한 제품들은 어싱 이불 한 채에 수백만 원, 어싱 매트도 1개에 수백만 원 한다. 어싱 침대라고 1,000만 원 넘게 판매하는 곳도 보았다. 이러한 제품들은 불법 또는 불량 다단계나 방문판매를 통하여 지금도 버젓이 광고도 되고 판매가 되고 있다.

이러한 회사들에서 어싱 용품을 판매하는 사람들은 제품 판매가 자신의 이익과 직결되니 귀 막고 눈 막고 오직 회사에서 말하는 것만 맹신한다. 이 사람들은 어싱이 암도 고친다, 만병통치라고 하면서 사람들을 현혹하고 의료법도 어겨 가면서 오늘도

열심히 양심을 속이면서 선량한 피해자를 양산하고 있다. 주로 인지능력이 떨어지는 어르신들이나 어싱의 원리를 이해하지 못하는 사람들을 대상으로, 가스라이팅 수준의 세뇌를 하면서 고가로 판매하고 있다.

제품의 가격이야 얼마를 받든지 필자가 간여할 문제는 아니다. 그러나 어싱 용품이라면 당연히 어싱 기능이 있어야 한다. 어싱 용품이 어싱이 되지 않는다면 그것은 그냥 사기이다. 라이터를 샀는데 불이 안 켜진다면 이것은 의도적인 사기이다. 이러한 사기 어싱 용품의 판매원 한 사람은 필자의 지인에게 이렇게 말했다.

"우리가 판매하는 어싱 용품은 직접 어싱이 아니라 간접 어싱이 되는 용품이기 때문에 다른 것과 같지 않다."

필자는 이 말을 전해 듣고 어이가 없었다. 어싱에 무슨 간접 어싱이 있고 직접 어싱이 있는가? 땅(어싱 용품)과 피부가 전도적 접촉이 지속적으로 이루어지는 상태가 어싱이다. 구조적으로 어싱 용품과 피부가 전도적으로 접촉되지 않으면 그건 그냥 어싱이 아니다. 불이 켜지지 않는 라이터를 간접 라이터라 할 수 있는가? 그건 그냥 모양만 라이터이지 실제 라이터가 아닌 것이다.

필자는 어싱 패드를 만들어서 유통할 때 시중의 제품들을 가지고 다양한 어싱 테스트를 해보았다. 그래서 이러한 말을 공개적으로 출판물을 통하여 말할 수 있다. 하루빨리 이들 업체도 어싱의 원리를 제대로 파악해서 제대로 된 어싱 제품을 시장에 내놓기를 기대한다.

세탁하면 기능이 떨어지는 어싱 용품

어싱 기능이 떨어지는 어싱 용품이 있다. 처음 사용할 때는 건강에 도움이 되는 어싱 기능이 충분히 있었다. 그러나 얼마 사용하지 않았는데도 어싱 기능이 기준 이하로 떨어진다. 이것은 현재의 어싱 제품들이 세탁을 할수록 어싱 기능이 떨어지기 때문이다. 필자도 이 문제 때문에 어싱 용품을 단종시켰다. 이 문제를 잘 살펴보자. 현재 시중에서 구할 수 있는 어싱 용품에는 이러한 문제가 있는 경우가 많다.

어싱 용품은 주로 어싱 패드, 어싱 매트, 어싱 시트, 어싱 이불 등 침장류 형태의 제품이다. 이러한 제품을 만들기 위해서는 원단이 필요하고, 이 원단은 그냥 일반 원단이 아니고 자유전자가

어싱, 생명을 살리는 접속

이동할 수 있는 전도성 원단이어야 한다. 전도성 원단이란 전기가 통할 수 있는 원단을 말한다. 전도성 원단은 전도성 실로 직조한다. 전도성 실은 폴리에스테르 실에 은가루, 동가루, 스테인리스 가루 등을 접착 코팅하여 만든다. 은, 동, 스테인리스는 금속 소재로 모두가 전도성이 탁월하다. 그냥 일반 실은 천연 소재든지 화학 소재든지 전도성이 없다. 금속 가루로 코팅한 전도성 실과 일반 실을 섞어서 전도성 원단을 만든다. 이렇게 만들어진 전도성 원단은 다음과 같은 문제가 있다.

1. 은과 동은 공기 중에서 산화가 잘된다. 피부와 접촉하면 땀으로 인하여 산화가 더욱 빨리 진행된다. 산화가 진행되면 전도성이 뚝 떨어져서 어싱 기능이 점차 사라진다.

2. 은, 동, 스테인리스 가루가 실에 접착 코팅이 되어 있으므로 세탁 과정에서 실과 분리 및 이탈이 잘된다. 역시 어싱 기능이 떨어진다.

3. 판매 회사는 원단의 산화를 늦추기 위하여 중성 세제로 조심조심 빨래하라고 소비자에게 세탁하는 법을 고지한다.

하지만 이것이 실생활에서는 잘 지켜지지 않는다. 실수로 일반 세제라도 넣고 세탁을 하면 세제의 산도^{pH}가 높아서 단번에 어싱 기능이 사라진다.

대다수의 침장용 어싱 용품들은 은, 동, 스테인리스 가루를 코팅한 실을 사용한다. 그렇기 때문에 문제점들을 안고서 제품을 만들 수밖에 없다. 필자도 이 문제를 해결하지 못해서 비싼 은사 원단을 창고에서 썩히며, 수년 동안 고민하며 해결책을 찾고자 노력했다.

요즘 어싱 용품 중에는 그래핀^{graphene}이라는 신소재를 넣어서 만들었다고 하는 제품들이 있다. 그래핀은 초전도성 물질로 탄소에서 추출한 소재다. 초전도성이란 순식간에 전자가 이동할 수 있는 성질을 말한다. 품질이 좋은 그래핀은 100g에 수백만 원을 호가할 정도로 비싼 소재지만, 품질이 낮은 저가 제품도 있다. 일부 업체에서는 이러한 저가 그래핀을 극소량 첨가하고는 마치 첨단 소재인 그래핀으로 자신들이 획기적인 어싱 용품을 만든 것처럼 소비자를 기만하기도 한다. 이러한 어싱 용품을 살펴보면 탄소 실과 일반 실로 원단을 직조하고, 전도성 검정 잉크로 문양을 프린팅하였다. 그리고 마치 비싼 초전도성 소재의 그래핀이 어싱 기능을 유지하는 것처럼 포장한다. 이러한 제품의 전도성은 그래핀이 아니라 탄소 실과 전도성 잉크를 통하여 유지된다. 이러한 어싱 용품도 세탁 내구성이 강하지 않다.

안전장치 없는 어싱선

전기를 사용하는 모든 전력 시스템에서는 서지 Surge가 발생한다. 서지란 전기가 스위칭, 충전, 방전될 때 발생하는 충격 전류를 말한다. 실외에서는 낙뢰落雷 시 충격 전류가 발생한다. 짧은 시간에 과도한 파형을 동반하는 전압으로 인하여 충격전류 흐름이 발생한다. 건물과 건물에 가까운 주변에 낙뢰가 내려칠 때, 전기 제품을 사용하기 위해 각종 스위치를 켜거나 끌 때, 기기의 충전이나 방전 시에 발생한다. 뇌우를 동반한 날에 전기가 나가거나 전등의 깜빡거림, 인터넷 먹통 등이 이러한 서지로 인한 전기적 이상 현상이다.

건물의 접지선은 서지로 인한 이상 전류나 전기 계통의 누설 전류를 땅으로 순식간에 흘려보낸다. 그런데 어마어마한 낙뢰의 전압(서지전압)이 순간적으로 대지 전압을 상승시킬 수 있다.

이때 상승된 대지 전압으로 인하여 번개의 전류 중 일부가 건물의 전기시설과 연결된 전력선이나 접지선을 타고 역으로 들어올 수 있다. 이를 역전류라고 한다. 건물의 서지 보호기가 이를 보호하지만, 보호를 하지 못해서 생기는 안전사고도 장마철마다 뉴스를 통해서 볼 수 있다.

전기 콘센트 접지선에는 실내 전기 사용에 의한 스위칭, 충전, 방전 시에 발생하는 충격 전류가 들어올 수는 없다. 왜냐하면 실내 접지선은 전력 계통의 전기선과 연결되어 있지 않기 때문이다. 그러나 실외의 땅으로 내려친 낙뢰에서 발생하는 충격 전류가 실내 접지선을 타고 역전류로 들어올 수는 있다. 실내 접지선은 실외의 땅으로 연결되어 있기 때문이다. 이러한 사고는 매우 드문 일이기는 하지만 집에 직접 벼락이 치거나, 집 가까이에 벼락이 내려친다면 일어날 수도 있는 안전사고다. 그렇기 때문에 실내에서 사용하는 어싱선에는 반드시 이러한 역전류를 방어하는 안전장치가 있어야 한다. 이는 선택이 아니라 필수다. 올바른 어싱 용품의 어싱선은 모두 안전장치가 있어야 한다.

접지선을 타고 오는 벼락에 의한 역전류는 어싱선을 통하여 어싱 용품에까지 다다르고, 어싱 용품을 사용하는 사람에게 순간적인 감전을 일으킬 수 있다. 사실 벼락을 동반한 우천 시에는 어싱선을 뽑아버리면 아무런 문제가 없다. 그러나 일상생활을 하다 보면 이것도 잊어버릴 수 있다. 그래서 실내 어싱을 위해 전력 계통의 콘센트 접지선에 어싱선을 연결할 때는, 반드시 어싱선에 역전류를 차단하는 안전장치가 되어 있는 어싱선을 사용해야 한다. 그래야 만에 하나 일어날 수 있는 역전류 감전 사고를 예방할 수 있다. 이는 매우 중요한 일인데 판매되는 어싱선에 역전류 방지용 안전장치가 없는 것도 많다.

어싱 용품 테스트

효과적인 어싱 용품은, 위에서 설명한 어싱이 되지 않는 어싱 용품, 어싱 기능이 떨어지는 어싱 용품, 안전장치가 없는 어싱선에 나타난 문제점들이 해결된 제품이다. 어싱 용품이 제대로 기능하는지는 다음과 같은 방법으로 쉽게 테스트할 수 있다.

첫째, 어싱 용품 표면을 어싱 테스트기를 사용하여 검사한다. 어싱 용품이 어싱선을 통하여 콘센트의 접지핀에 잘 연결되어 있다고 가정하자. 그렇다면 어싱 용품 표면에 어싱 테스트기를 접촉했을 때, 어싱 테스트기에 녹색 램프가 켜진다.

어싱 테스트기를 사용하면 어싱 용품의 접지 여부를 쉽게 판단할 수 있다. 그러나 이 방법에는 단점이 있다. 중요한 점이니 아래의 설명을 잘 숙지하면 좋겠다.

어싱 용품 표면의 전기저항이 1메가옴 이상이면 땅에서 자유전자가 어싱 매트에 잘 유입되지 못한다. 전기저항이 높아서이다. 그런데 어싱 테스트기는 1메가옴 이상의 전기저항에도 녹색 램프가 켜진다. 그래서 단순히 어싱 테스트기에 녹색 램프가 들어온다고 해서 그 어싱 용품이 효과가 있는 것은 아니다. 이에 필자는 어싱 용품 표면의 전기저항이 100킬로옴 이하가 되는 어싱 용품에 한해서만, 어싱 테스트기를 사용할 것을 권한다. 어싱 테스트기는 어싱 용품의 접지가 이루어졌는지만 확인하는 용도로 사용한다.

둘째로 어싱 용품에 몸을 접촉해서 인체의 유도전압을 측정한다. 전압은 쉽게 구할 수 있는 전기 테스트기를 사용하여 다음과 같이 측정한다(모든 전기 테스트기는 빨간색과 검정색의 프로브가 있다).

테스트기의 AC 전압을 볼트^V 단위에 맞춘다. 검정 프로브는 접지된 어싱 용품의 접지 위치에 접촉한다. 그리고 엄지와 검지

어싱, 생명을 살리는 접속

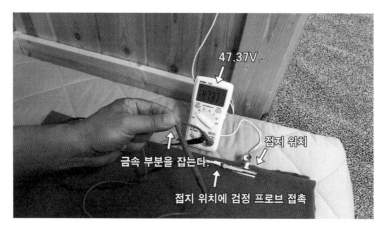

47.37V

금속 부분을 잡는다. 접지 위치

접지 위치에 검정 프로브 접촉

[사진 1] 빨간 프로브를 잡는다.

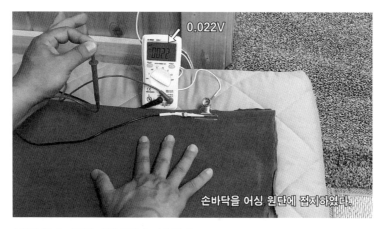

0.022V

손바닥을 어싱 원단에 접지하였다.

[사진 2] 손바닥을 어싱 용품에 접촉한다.

로 빨간 프로브의 뾰쪽한 금속 부위를 잡는다. 그러면 실내의 전자파로 인하여 내 몸에 유도된 전압의 수치가 테스트기에 나타난다. 유도전압이 47.37V다.[사진 1]

[사진 1] 상태에서 나머지 한 손바닥을 접지된 어싱 용품에 접촉시킨다. 그러면 테스트기의 수치가 뚝 떨어진다. [사진 2]를 보면 유도전압이 47.37V에서 0.022V로 떨어졌다.

이때 떨어진 유도전압의 수치가 반드시 0V로 떨어지지는 않는다. 이 수치는 실내의 전자기장 상태와 어싱 용품의 효율에 따라 달라진다.

어싱 테스트기에 녹색 램프가 들어오거나 전기 테스트기의 전압 수치가 떨어지는 것은 어싱 용품이 잘 접지되어 있는지 확인하는 것이다. 실제로 어싱 용품에 접촉하였을 때 유의미한 어싱 효과가 있을지를 확인하려면 어싱 용품의 표면 저항을 측정해야 한다.

다음은 전기 테스트기를 사용하여 어싱 용품의 표면 저항을 측정하는 방법이다. 전기 테스트기의 스위치를 옴 측정 위치에 놓는다. 그리고 검정 프로브와 빨강 프로브를 전도성 원단의 표면에 접촉하면 전기저항 수치가 표기된다. 273옴이 나왔다.[사진 3] 이 어싱 원단은 전기저항이 낮아서 어싱 효과가 훌륭하다.

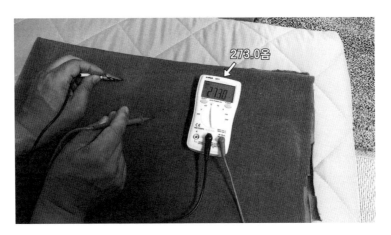

273.0옴

[사진 3] 어싱 용품 표면 저항 측정

좋은 어싱 용품은?

효과적인 어싱 용품은 어싱 용품 표면의 전기저항이 낮아야한다. 전기저항은 물체(물질)의 전기 전도성을 말한다. 저항이 낮을수록 전도성이 우수하여 전자를 잘 받아들인다. 시중의 어싱 용품은 대부분 전도성이 우수한 구리나 은을 이용한다.

문제는 대부분의 어싱 용품에 포함된 구리나 은이 공기와 접촉하고 피부와 접촉하면서 빨리 산화된다는 점이다. 그래서 제품의 어싱 기능이 빨리 사라진다. 조금만 사용해도 어싱 용품의 표면 저항이 없어져 버리거나 1메가옴 이상으로 저항이 높아진다. 1메가옴 이상은 1,000킬로옴 이상을 말한다.

어싱 용품 표면 저항이 1메가옴 이상으로 올라가면 유의미한 어싱 효과를 기대하기가 어렵다. 실수로 산성도^{酸性度}가 높은 일반 세제로 세탁하면 전도성이 사라져 어싱 용품을 못 쓰게 되는 경우도 비일비재하다.

좋은 어싱 용품이란, 실제적으로 접지 면적이 넓어야 하고(구조성), 어싱 용품 표면 저항이 10킬로옴 이하로 항상 유지되어야 하고(전도성), 산도가 높은 일반 세제를 사용하는 세탁에서 자유로워야 하고(세탁성), 자주 세탁해도 어싱 기능이 잘 유지되어야 하고(내구성), 어싱 용품과 콘센트 접지선을 연결하는 어싱선이 역전류에서 안전해야 한다(안전성). 즉 구조성, 전도성, 세탁성, 내구성, 안전성을 충족해야 한다.

다양한 지표면의 표면 저항

다양한 조건에 있는 땅의 표면 전기저항 수치를 검사해보았다. 땅의 표면 저항이 낮은 곳은 자유전자가 많이 모여 있는 곳, 저항이 높은 곳은 상대적으로 자유전자가 적게 모여 있는 곳이

어싱, 생명을 살리는 접속

다. 저항 측정기는 전기 테스트기가 아닌 물체의 표면 저항 측정기를 사용하였다.

바닷가 모래사장의 표면 저항을 살펴보자. 물기 있는 모래사장이 1.3킬로옴(어싱 효과 매우 좋다), 습기 있는 모래사장이 360킬로옴(어싱 효과 있다), 마른 모래사장이 97기가옴(어싱 효과 없다)이다. 바닷물은 평균 1킬로옴 이하다. 바닷물 속이 자연에서는 가장 좋은 어싱 환경이다. 여름 한철 해수욕장에서 살고서 피부병이 없어졌다면 모두 어싱의 효과 덕분이라고 생각해도 무방하다. 모래사장도 바닷물과 습기에 따라서 표면 저항이 모두다르다.

다음은 맨땅의 표면 저항이다. 습기 있는 맨땅은 48킬로옴이다(어싱 효과 있다). 마른 땅은 2.6기가옴이다(어싱 효과 없다).

일반적으로 맨땅을 밟으면 모두 어싱 효과가 있는 것으로 오해하기 쉽다. 이론적으로야 맨땅이든지 습기가 있는 땅이든지 전자가 분포되어 있다. 그러나 땅에 습기가 있어서 전기저항이 500킬로옴 이하가 되어야 충분한 전자가 모여 있는 땅이 된다. 어싱 효과를 보려면 이러한 습기가 있는 땅에서 걸어야 한다.

혹자는 황토가 어싱이 잘된다고 믿기도 한다. 그러나 황토라고 특별히 어싱이 잘되거나 더 효과가 좋은 것은 아니다. 땅에

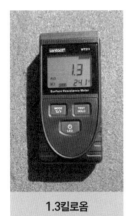

1.3킬로옴
= 어싱 효과 좋다

물기 있는 모래사장

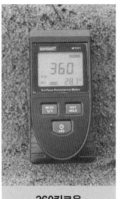

360킬로옴
= 어싱 효과 있다

습기 있는 모래사장

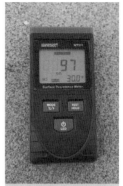

97기가옴
= 어싱 효과 없다

마른 모래사장

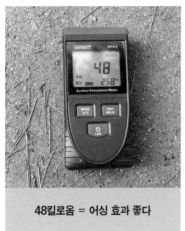

48킬로옴 = 어싱 효과 좋다

습기 있는 맨땅

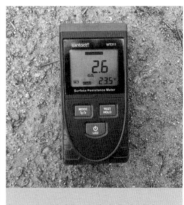

2.6기가옴 = 어싱 효과 없다

마른 땅

어싱, 생명을 살리는 접속

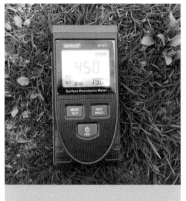

450킬로옴 = 어싱 효과 있다

잔디밭

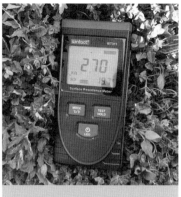

270킬로옴 = 어싱 효과 있다

풀밭

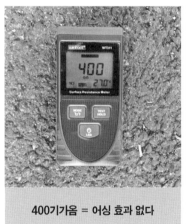

400기가옴 = 어싱 효과 없다

아스팔트

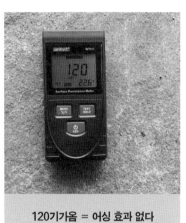

120기가옴 = 어싱 효과 없다

콘크리트

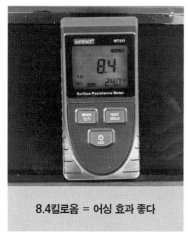

8.4킬로옴 = 어싱 효과 좋다

수돗물

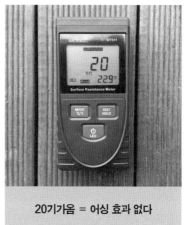

20기가옴 = 어싱 효과 없다

나무 데크

전자가 많이 모이는 땅은 철분이나 습기가 많은 땅이다. 이러한 땅에서 걸으면 자유전자가 인체에 잘 유입된다. 황토라는 성분과는 아무런 관련이 없다.

풀밭은 270킬로옴이다. 잔디밭은 450킬로옴이다. 모두 어싱 효과 있다. 식물은 물을 많이 머금을수록 저항이 낮다.

아스팔트는 400기가옴, 시멘트 콘크리트는 120기가옴이다. 모두 어싱 효과가 없다. 수돗물은 8.4킬로옴이다. 어싱 효과가 매우 높다. 나무 데크 표면은 20기가옴이다. 어싱 효과가 없다.

어싱, 생명을 살리는 접속

인체의 표면 저항

어싱을 통하여 인체에 전자가 유입되는 조건은 개인의 신체 표면 전기저항에 따라서 다르다. 인체의 수분량과 피부가 얼마나 건조한지에 따라 많이 달라진다. 신체 내부의 미네랄 양에 의해서도 다르다. 미네랄이 충분하면 몸속에서 전자가 훨씬 더 빠르게 이동한다. 나이가 어릴수록 인체 수분이 많아서 피부의 표면 저항이 낮다. 반대로 나이가 들어갈수록 인체의 수분량이 줄어들어서 피부가 건조해지고 피부 저항이 높아진다. 인체 표면의 전기저항이 낮아야 전자의 유입이 많아지고, 높을수록 전자의 유입이 적어진다.

독자들이 쉽게 이해할 수 있도록 필자의 신체 표면 저항을 측정하여 올려본다. 필자는 만 58세이고 키 170cm, 체중 77kg, 질병이 없는 건강한 몸이다.

손바닥은 160KΩ, 발바닥은 280KΩ, 등은 72KΩ, 복부는 130KΩ이다. 이 수치는 절댓값이 아니다. 측정 당시 필자의 신체 상태에 따른 상대적인 수치다. 어싱을 실행하는 외부 조건은 같아도, 개인의 신체 조건에 따른 인체의 전기저항에 따라서 어싱의 효과는 다르다. 평소에 수분 섭취를 게을리하지 않고 질 좋

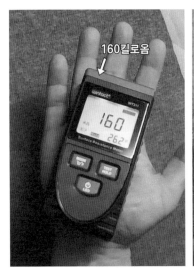

손바닥

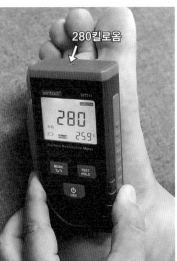

발바닥

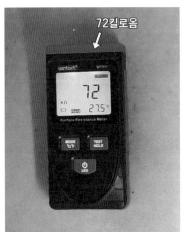

등

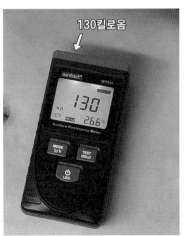

복부

어싱, 생명을 살리는 접속

은 소금과 미네랄이 풍부한 음식을 섭취하면 인체의 전기저항이 낮아진다. 어싱을 실천할 때 몸에 전자가 훨씬 더 쉽게 유입되고 효과적으로 어싱할 수 있다.

접지한다고 모두 어싱되지는 않는다

접지에 대하여 정확하게 알아보자. 전기 원리상 접지는 전기저항이 10의 6승에서 10의 8승까지도 가능하다.

10의 6승이면 1,000,000 Ω (1MΩ=1,000KΩ)이다.
10의 8승이면 100,000,000 Ω (100MΩ)이다.

전기저항이 1메가옴 이상이면 어싱 효과가 떨어진다는 사실을 유념해야 한다. 이는 어싱 연구의 원조이자 가장 과학적인 연구와 신뢰성을 갖춘 미국의 어싱 연구소 Earthing Institute(earthinginstitute.net)에서 제시하는 가이드라인이다. 10의 6승에서 10의 8승까지는 전기저항이 높은 상태의 접지다. 10의 9승이 넘어가면 전기저항이 높아서 전기 절연이 된다.

1메가옴 이상의 전기저항에서도 어싱 테스트기는 녹색 램프가 들어온다. 그렇기에 콘크리트, 아스팔트, 대리석, 나무, 신발 속 등을 어싱 테스트기로 측정했을 때 녹색 램프가 들어왔다고 효과적인 어싱이 된다고 오해하지 말자. 이러한 조건에서는 물기가 촉촉한 상태가 되어야 효과적인 어싱이 된다.

맨살이 닿는 어싱 용품이나 맨땅의 표면 저항이 10의 5승($100K\Omega$) 이하까지만 효과적인 어싱이 된다. $100{\sim}500K\Omega$까지는 어느 정도 어싱 효과가 있다. 그 이상으로 넘어가면 효과가 떨어지며 $1,000K\Omega$(1메가옴)이 넘어가면 어싱 효과는 거의 없다. 이러한 전기저항에 따른 접지 원리를 잘 이해하고 치유법으로써 어싱을 이해해야 한다.

콘크리트, 아스팔트, 대리석, 나무, 신발의 안쪽도 습도의 유무에 따라서 접지는 된다. 그러나 이런 조건에서는 높은 습도가 전기저항을 $500K\Omega$ 이하로 떨어뜨릴 수 있어야 효과적인 접지 조건이 된다. 습도가 매우 높아서 물기가 있어야 효과적으로 어싱할 수 있다.

1메가옴 이상의 전기저항에서도 접지 테스트기에는 녹색 램프가 들어온다. 그렇기 때문에 콘크리트, 아스팔트, 대리석, 나무, 신발 속에 물기가 촉촉하지 않은 상태에서 접지 테스트기에

어싱, 생명을 살리는 접속

녹색 램프가 들어온다면, 이는 어싱이 가능하지 않은 접지 상태로 이해해야 한다. 녹색 램프가 들어오기만 하면 어싱할 수 있다고 오해하지 말아야 한다.

어싱
사용
설명서

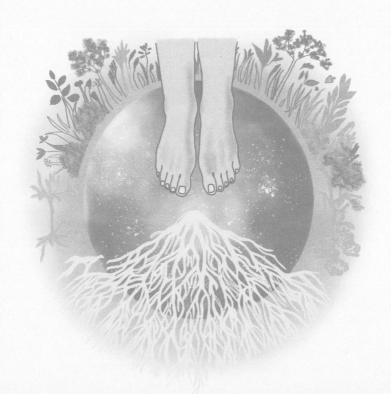

Q 어싱은 치료법인가?

A 어싱은 치료가 아닌 치유이다.

어싱은 질병 치료법이 아니다. 어싱하는 사람은 이 점을 정확하게 알아야 한다. 어싱 용품을 판매하는 회사들 중에는(주로 불법, 불량 다단계나 방문판매 회사) 어싱이 만병통치인 것처럼 호도한다. 자기 회사의 어싱 용품을 사용하면 암도 낫고, 기타 여러 병들이 치료된다고 과대 선전을 한다. 이러한 이야기에 절대 속지 말자.

어싱은 치료법이 아니고 치유법이다. 치료법은 특정한 질병을 겨냥하여 집중적으로 처치하는 것을 말한다. 치료는 약물과 수술과 그 밖에 여러 가지 방법으로 병소와 병증에 직접적인 처치를 한다.

어싱은 치유법이다. 치유는 몸, 마음, 에너지, 차원에서 사람의 건강을 돕는 모든 행위와 방법을 말한다. 치유는 사람이 지닌 본래의 자연치유력을 끌어올리는 것이 목적이다. 어싱은 전자기 에너지 차원에서 자연치유력을 끌어올리는 치유법이다. 물론 어싱을 통하여 고질적이고 만성적인 심각한 병들이 치료된 사례는 매우 많다.

이는 어싱을 통하여 자연치유력이 올라가 병을 치료하는 데 도움을 받았기 때문이다. 어싱을 실천하여 병을 치료하는 사례가 많다고 해도 어싱을 치료법으로 이해해서는 안 된다.

★
02

Q 맨땅에 접촉해야만 어싱인가?

A 맨땅에 접촉하는 것을 포함해서 전도성 재질의 어싱 용품
과의 접촉도 어싱이다.

어싱은 우리말로 접지^{接地}다. 어싱은 땅과의 지속적인 접촉 상태
를 말한다. 문자적 의미로만 정의한다면 맨땅과 접촉하는 것만이
접지라 할 수 있다. 그러나 자연치유법의 일환으로 어싱을 말할
때는 접지에 대한 정의가 다르다. 맨땅과 접촉하는 이유는 지표
면의 자유전자를 인체로 유입하기 위해서다. 전자는 전하를 띠고
있고, 전하는 전기를 일으키는 성질이다. 전자는 전도성이 연결
되어야 이쪽에서 저쪽으로 이동한다. 그러므로 전도성이 있는 맨
땅과 전도성이 있는 맨살의 접촉(어싱)은 전자의 이동을 목적으
로 한다. 이러한 목적에 부합하면 맨땅과의 접촉이 아닌, 접지된
어싱 용품과 맨살의 접촉도 당연하게 어싱이다.

★
03

Q 맨발 걷기만 어싱 효과가 있는가?

A 맨발 걷기는 어싱 효과가 있는 운동 건강법이다.

맨발 걷기는 발가락의 자유로운 움직임을 통해 발의 근육과 관절, 뼈의 부정렬을 교정하고, 발바닥 반사구와 지압점의 자극을 통해 장기와 발바닥 신경을 활성화하고, 심폐 기능과 근골격계의 전반적인 기능, 운동 능력을 활성화하고, 어싱을 통해 생체 전기적인 자연치유력을 끌어올리는 효과가 있다. 그야말로 맨발 걷기는 여러 가지 유의미한 장점이 합쳐진 생활건강법이자 운동법이다.

이 중에서 어싱 효과는 위의 여러 효과와 함께 맨발 걷기로 얻을 수 있는 지배적인 효과이다. 왜냐하면 어싱 효과는 맨발 걷기가 아닌, 어싱 용품을 사용하여 맨살을 땅에 접촉한 상태에서 연구되었기 때문이다.

이러한 사실에 비추어보면 맨발 걷기는 맨발 걷기대로 운동 치유법으로 인정해야 하고, 어싱은 어싱 자체로 생체 전기적인 메커니즘을 통한 전자기 에너지 치유법으로 인정해야 한다.

어싱, 생명을 살리는 접속

그러므로 맨발 걷기와 어싱은 별개의 개념이고, 맨발로 맨땅을 걷지 않아도 효과적인 어싱 용품을 이용하여 어싱의 효과를 누릴 수 있다.

04

Q 좋은 기운이 흐르는 땅에서 걸어야 하는가?

A 어싱은 전자기 에너지 원리를 기반으로 한다.

풍수지리적인 사고를 가진 사람이나 과학적으로 증명할 수는 없지만 체험을 통해 미세한 에너지가 존재한다고 믿는 사람들이 있다. 이들은 기운이 좋은 땅에서 어싱을 해야지 좋지 않은 땅에서 어싱을 하면 나쁘다고 생각하기도 한다.

필자도 풍수지리와 미세 에너지(요즘은 양자 에너지라고도 한다)를 인정한다. 그러나 이러한 것의 효과를 어싱 효과로 정의하지 않는다. 풍수 에너지, 미세 에너지는 전자기 에너지를 기반으로 하는 어싱의 치유 원리와는 관계없다. 어싱은 전자기 에너지의 물리법칙에 기반하여 증명 가능한 에너지요법이다. 어싱은 기본적으로 모든 땅에서 가능하고, 전자가 가장 많이 모여 있는 땅이 어싱을 실천하기에는 가장 좋은 땅이다.

　　　　　　　　　　　　어싱, 생명을 살리는 접속

Q 맨발 걷기를 하기에 가장 좋은 땅은?

A 자유전자의 흐름을 촉진하는 땅이 좋다.

맨발 걷기는 땅의 전자를 인체에 풍부하게 유입시키기 위한 목적이 가장 크다. 그러므로 전자가 풍부하게 모여 있는 땅이 어싱을 실천하기에 가장 좋은 땅이다. 전자가 많이 모여 있는 좋은 땅은 다음과 같은 순서이다.

바닷물 속 〉바닷가 젖은 모래사장 〉물에 젖은 땅 〉새벽이슬 머금은 습기 있는 땅 〉습기 있는 잔디밭(풀밭) 〉보통의 땅(미미한 습기라도 있어야 한다)

계곡이나 시냇물에 발을 담가도 매우 훌륭한 어싱이다. 바싹 마른 땅이나 모래사장은 어싱 효과가 없다. 가장 어싱이 잘되는 곳은 각종 미네랄과 전해질이 풍부한 바닷물 속이다.

Q 맨발 걷기를 하기에 좋지 않은 땅은?

A 맨발 걷기에 좋지 않을 때는 그냥 앉아 있어도 된다.

돌멩이가 많은 땅, 뾰족하고 날이 선 자갈이나 잔돌이 많은 땅, 땅의 평면 굴곡이 심한 땅, 나무의 잔가지나 억센 풀이 많은 땅, 쓰레기나 오염물이 많은 땅 등에서는 가급적 맨발 걷기를 하지 않는다. 발에 상처가 나거나 감염될 위험이 있기 때문이다.

좋은 땅을 걸어도 상처가 날 수 있으니 조심하는 습관을 들여야 한다. 면역력이 약하거나 당뇨 등 질병이 있는 분들은 특히 상처를 조심하고 파상풍 주사 맞기를 권한다.

이런 분들은 되도록이면 맨발 걷기보다는 앉아서 맨땅을 그냥 밟고만 있어도 된다. 맨발이 맨땅에 접촉만 하면 그것이 어싱이다.

어싱, 생명을 살리는 접속

Q 동절기에 맨발 걷기는 어떤가?

A 추운 겨울에 어싱을 하면 병을 일으키기도 한다.

맨발 걷기가 좋다고 해서 추운 동절기에도 맨발로 걷는데, 아무런 문제가 없는 사람이 간혹 있다. 이런 사람들은 특별한 경우다. 이것을 보편화해서 추위에 조금씩 적응하면 괜찮다는 논리를 펴는 사람도 있다. 필자는 동절기와 비 오는 날과 같은 냉한 날에는 맨발 걷기를 반대한다. 차가운 기운은 정체불명의 병을 일으키는 요인이 된다.

사물이나 사람이나 춥거나 차가우면 모든 것이 움츠러들고 쭈그러들고 활기를 잃는다. 이런 상태는 생명력이 사그라지는 현상이다. 냉기가 발을 타고 몸으로 들어오면 이 냉기가 인체의 어디로 침투하여 무슨 병증을 일으킬지 알 수 없다. 냉기는 현대의학으로도 알 수 없는 중병을 일으킨다.

Q 상처에 예민한 당뇨나 기타 질병이 있는 분들, 맨땅에 정
서적으로 거부감이 드는 분들은 어떻게 걷는가?

A 어싱을 위해 꼭 맨땅을 걸어야 하는 건 아니다.

맨발 걷기는 걷기 운동+어싱의 효과를 동시에 누리는 운동법이
다. 어싱은 맨땅과 맨살이 접촉한 상태를 말한다. 그렇기 때문에
걷는 것 자체는 순수한 어싱과는 아무런 관계가 없다. 꼭 맨발로
걸어야만이 어싱이 되는 것이 아니다. 상처에 예민한 당뇨나 기

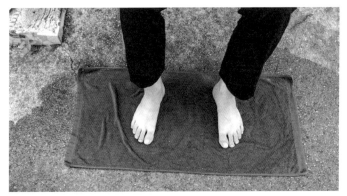

의자 맨발 어싱 : 시멘트 콘크리트도 물을 흠뻑 적시면 주위의 전자가 모이고
전기저항이 낮아서 매우 좋은 어싱 조건이 된다.

타 질병이 있는 분들, 맨땅에 거부감이 드는 분들은 다음과 같은 방법으로 야외 어싱을 실천하면 된다.

편안한 의자에 앉는다. 수건을 깔고 수건 위에 물을 흠뻑 적신다. 수건 위에 발을 올린다. 맨땅이어도 습기 없는 마른 땅은 전자가 모이지 않는다. 그래서 수건에 물을 흠뻑 적시는 것이다. 그러면 젖은 수건 주위로 전자가 모이고 인체와 전도성이 좋아진다. 이렇게 하면 굳이 걷지 않아도 훌륭한 어싱이다.

Q 콘크리트, 아스팔트, 나무는 어싱이 되는가?

A 콘크리트와 아스팔트도 비에 젖으면 어싱이 된다.

콘크리트는 기본적으로 접지는 된다. 그러나 접지는 되지만 콘크리트의 전기저항이 매우 높아서 콘크리트 표면에는 땅보다 상대적으로 전자가 많이 분포되어 있지 않다. 그렇기 때문에 효과적인 어싱이 이루어지지 않는다. 그리고 콘크리트는 땅과 다르게 발바닥의 피부가 쓸린다. 아스팔트도 콘크리트와 마찬가지다. 콘크리트나 아스팔트가 비에 젖어 있다면 훌륭한 어싱이 된다. 이는 빗물의 영향이다. 생나무 역시 접지는 되지만 생나무 표면에 저항이 높아서 자유전자가 많지는 않다. 마른 나무와 나무판자는 접지가 되지 않는다.

★
10

Q 실내 화분 흙속에 발을 담그면 어싱이 되는가?

A 어싱이란 지구 표면과 접촉하는 것이다.

어싱이 땅과 접속하는 것이니까 흙과 닿기만 하면 어싱이 되는 것으로 착각할 수 있다. 그래서 실내의 화분 흙속에 접지선을 연결하면 어싱이 되지 않을까 생각하는 분들도 있다. 하지만 실내의 화분은 땅과 떨어져 있기에 어싱이 되지 않는다. 지구 표면과 접촉하는 것이 어싱이다. 지구 표면과 접촉할 때만이 인체의 정전기가 배출되고, 전압이 떨어지고 전자의 유입이 일어난다.

Q 모래는 어싱이 되는가?

A 바닷가 젖은 모래밭이 어싱이 제일 잘된다.

바닷가 젖은 모래밭에서 어싱이 잘되기에 모래 자체가 어싱이 되는 것으로 아는 사람들이 있다. 그러나 모래 자체는 전기저항성이 매우 높아서 전기가 흐르지 못하는 부도체다. 물에 젖은 모래를 접촉하면 어싱이 된다. 이는 물로 인한 것이지 모래로 인한 것이 아니다. 그러므로 사막같이 마른 모래, 바닷가 백사장의 마른 모래는 어싱이 되지 않는다. 바닷가 젖은 모래밭이 어싱이 제일 잘되는 것은, 다양한 미네랄과 전해질이 섞여 있는 바닷물 때문이다. 모래 자체의 전도성이 좋아서 그런 것이 아니다.

Q 황토가 특별히 어싱이 잘되는가?

A 굳이 황톳길을 고집할 필요는 없다.

황토가 인체에 유익하다고 하는 마케팅의 영향으로 특별히 황톳
길이 어싱이 잘된다고 오해하는 사람들이 있다. 그러나 그렇지
않다. 어싱이 잘되는 좋은 땅은 다양한 미네랄과 전도성 물질 요
소들이 섞인 습기 있는 땅이다. 특별히 황토가 이러한 조건을 가
지고 있는 것이 아니다. 그렇기 때문에 맨발 걷기 코스를 만드는
데 황톳길을 고집할 이유는 없다. 부드러운 황토만 깔아놓으면
비 올 때는 빗물에 쓸려가고, 더울 때는 바싹 마르고 하는 현상으
로 오히려 관리만 어렵다.

★
13

Q 어싱 용품을 사용하는 실내 어싱의 장점은?

A 실내 어싱은 거의 모든 일상생활에서 가능하다.

실내 어싱은 야외에서 어싱을 실천하기 어려운 현대인들의 생활 환경에 맞추어 실행할 수 있는 최적의 어싱이다. 도심지든지, 시골이든지 맨발로 걸을 곳이 마땅치 않다. 1시간 이상씩 일부러 걷기도 어렵다.

게다가 거의 대부분 사람들은 실내에서 생활한다. 그렇기 때문에 실내에서 어싱을 하는 것이, 지속적으로 어싱을 실천할 수 있는 최적의 방법이다. 더구나 실내 어싱은 실내 전자파로부터 인체를 방어할 수 있는 훌륭한 대안이다. 주방에서 일할 때, 거실에서 TV 볼 때, 책상에서 공부할 때, 잠을 잘 때 등 모든 일상생활에서 가능한 것이 실내 어싱이다.

어싱, 생명을 살리는 접속

Q 어싱 용품을 양말이나 옷을 입고 사용해도 되는가?

A 반드시 맨살과 맨땅이 접촉해야 한다.

어싱은 맨살과 땅과의 전도성 접촉 상태에서 이루어진다. 그렇기 때문에 전도체와 전도체 사이에 부도체가 있으면 전자의 이동이 가능한 전도성이 사라진다. 양말이나 옷은 부도체인 섬유 원단으로 만들어진다. 전도체인 어싱 용품과 전도체인 맨살 사이를 부도체인 섬유 원단으로 만든 양말이나 옷이 가로막으면 어싱이 이루어지지 않는다. 반드시 맨살과 맨땅, 맨살과 어싱 용품이 접촉해야 한다.

Q 어싱 효과는 얼마 만에 느끼는가?

A 어싱의 효과는 사람마다 다르다.

어싱은 꾸준히 해야 효과가 나타난다. 어싱은 의료적 시술이나 약물 복용과 같이 금세 효과가 나타나는 치료법이 아니다. 이 점을 명심해야 한다. 사람마다 건강 상태가 다르기에 어싱의 효과가 얼마나 일찍, 강하게 나타나는지는 편차가 존재할 수밖에 없다. 염증으로 인한 통증성 질환이 있는 사람은 통증 완화를 느끼는 경우가 많다. 통증 부위에 전자가 도달하는 시간은 30분 전후가 걸린다. 건강한 사람은 컨디션이 좋아지는 것으로 어싱의 효과를 알 수 있다. 단기적인 효과는 어싱을 하는 순간부터 뇌파의 안정화, 근육의 긴장 해소, 인체 전압이 다운된다. 어싱의 효과에 대한 개인의 느낌은 천차만별이지만 공통적으로 느끼는 현상은 수면의 질 향상, 통증 감소, 피로감 해소, 스트레스 완화 등이다.

★
16

Q 어싱 효과는 플라세보효과인가?

A 어싱의 효과는 이미 많은 연구 결과가 증명하고 있다.

다시 한 번 강조하지만, 어싱은 특정 질병을 치료하는 치료법이 아니다. 그러나 어싱으로 특정 질병이 치유된 경우도 많다. 어싱을 통해 질병을 고친 사례들을 무시하기에는 너무나 많은 체험담들이 전 세계적으로 다양하게 보고되고 있다. 이를 단순한 플라세보효과(위약효과)로 폄하하려는 사람들도 꽤 있다.

냉정하게 보자. 가운 입은 권위 있는 의사들의 처방도 아닌 단순히 땅과 접촉하는 어싱이 전문적인 처방이나 약만큼 플라세보효과를 낸다는 것이 말이 되는가?

어싱의 효과는 플라세보효과가 아니다. 어싱에 관한 많은 임상과 연구 내용이 어싱의 치유 효과를 증명한다. 사실, 모든 치료법이나 약이 플라세보효과를 낼 수 있다. 이는 현대의학에서도 인정하는 객관적 사실이다. 그렇기에 어싱의 효과만 특정하여 플라세보효과라고 하는 건 부당하다.

Q 어싱을 실천한 사람들이 체감하는 효과는 무엇인가?

A 사람에 따라 매우 다양한 효과를 체감한다.

어싱은 사람들에 따라서 다양한 효과를 체감한다. 가장 많이 경험하는 효과가 수면의 질 개선이다. 그리고 통증 완화, 빠른 피로 회복, 겪고 있는 병의 호전 등 매우 다양하다. 이러한 효과를 초기에 빠르게 경험하는 사람들도 있고, 서서히 수개월이 지나서 경험하는 사람들도 있다. 주로 건강에 이상이 있던 사람들이 상태가 빠르게 달라지는 것을 경험하였다.

어싱 효과를 체험하는 시기와 강도는 사람에 따라 천차만별이다. 사람들은 저마다 식습관, 스트레스, 병증, 인간관계, 생활환경 등의 조건이 모두 다르다. 그렇기에 어싱을 실천하면서 나타나는 효과를 일률적으로 말할 수 없다. 어떤 사람들은 특별한 효과를 느끼지 못했다고 보고한다. 그러나 실망할 필요는 없다. 주관적 느낌이 어떠하든지 어싱 효과는 실천하는 모든 사람에게 나타난다.

★
18

Q 꾸준하게 약을 복용하고 있어도 어싱을 해도 될까?

A 아무 상관없다.

꾸준하게 약을 복용하는 사람들이 어싱을 하여도 아무 관계가 없다. 맨살을 맨땅이나 어싱 용품과 접촉하는 것이 어싱의 모든 것이다. 어싱은 특별히 인체에 무리가 가거나 부담을 주는 어떤 행위를 하는 것이 아니다. 그러니 어싱이 인체에 어떤 부정적인 영향을 미칠 수는 없다. 약을 먹든 먹지 않든 어싱이 위험을 초래하는 원인이 되지 않는다.

Q 고혈압, 당뇨 환자가 어싱을 해도 되는가?

A 어싱은 성인병을 예방하는 효과가 있다.

여러 연구 논문에서 어싱을 실행하면 혈당과 혈압을 개선할 수 있다고 보고하고 있다. 이미 고혈압과 당뇨가 있는 사람이든 잠재적 위험이 있는 사람이든, 어싱을 생활화하면 고혈압과 당뇨를 완화 또는 예방하는 데 큰 도움을 받을 수 있다.

다만 어싱은 혈액을 희석하는 효과가 있으므로, 혈액 희석제나 이런 효과가 있는 약물을 복용하는 환자는 먼저 의사와 상담 후 혈액 상태를 정기적으로 검사하며 약의 복용량을 조절해야 한다.

20

Q 심박동기, 제세동기, 심장 스텐트 사용 시 어싱해도 되는가?

A 심리적으로 어싱이 불편하다면 굳이 해야 할 필요는 없다. 전기를 사용하는 전자기기는 전자기적 오작동을 일으킬 수 있는 전자파, 누전, 이상전류 현상을 일으킬 수 있다. 이러한 현상을 예방하기 위하여 사용하는 기술이 접지다. 따라서 어싱은 이러한 의료기의 작동을 방해하지 않으며 오히려 오작동을 예방하고 전기적인 안정성을 제공한다. 이러한 의료기기를 사용한다고 해서 '바닷가를 맨발로 걸으면 안 된다'라고 말할 의사는 없을 듯하다. 하지만 불안감 해소 차원에서 주치의와 상담을 하는 것도 좋다.

Q 욕조의 물, 족욕기 물에서도 어싱이 되는가?

A 욕조 속에 천일염을 풀어서 어싱을 하기도 한다.

미네랄이나 염분이 녹아 있지 않은 순수한 증류수나 겨울철의 눈은 전기저항이 매우 높아서 어싱 효과를 기대할 만큼의 충분한 전자가 모여 있지 않다. 그러나 수돗물은 다양한 전도성 이물질들이 포함되어 이러한 수돗물을 어싱이 된 욕조에 받아 몸을 담그면 당연히 효과적으로 어싱이 된다. 욕조 물에 천일염을 두세 주먹 풀어서 어싱을 하면 마치 바닷물 속에서 어싱하는 것처럼 효과적이다.

그러나 접지하지 않은 욕조 물에서는 어싱이 되지 않는다. 욕조 물 자체는 전도성이 있지만 이 물이 땅과 접지된 것은 아니기 때문이다. 실내에서 수돗물을 받아서 어싱을 하려면 반드시 욕조 속의 물 자체를 접지시켜야 한다.

욕조 물을 접지하는 방법은 다음과 같다. 샤워기가 달린 수도꼭지도 철물이어야 하고 샤워기 줄도 철물이어야 한다. 이 상태에

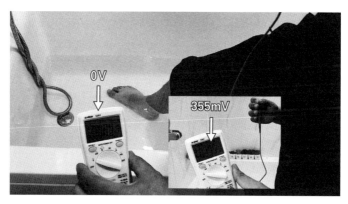

욕조 어싱

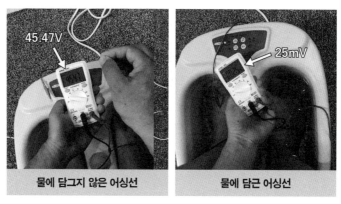

족욕기 어싱

서 사진처럼 샤워기 줄을 욕조 속에 담그면 욕조 물이 접지된다. 샤워장에서 어싱을 하지 않은 상태의 인체 전압은 355mV다. 욕조에 발을 담그니 인체 전압이 0mV다. 샤워장은 전자파가 많이 방사되는 공간이 아니라서 인체 전압이 0mV까지 내려간다. 족욕기의 물은 어싱선을 사용하여 접지를 해야 한다.(사진 참조) 좌측 사진은 어싱선을 물에 담그지 않고 족욕기에 발을 담근 상태에서 인체 전압이 45.47V(45,470mV)다. 족욕을 하는 실내 공간에 전자파가 많기 때문에 대단히 높은 인체 전압이 나타난 것이다. 우측 사진은 어싱선을 물에 담근 채 족욕기에 발을 넣은 상태다. 인체 전압이 25mV로 내려가서 전자파에서 안전하다.

Q 수도꼭지에도 접지가 가능한가?

A 철제 수도꼭지에도 접지가 가능하다.

욕실, 베란다, 주방의 수도꼭지를 이용하여 접지가 가능하다. 요즘 수도관은 모두 플라스틱 엑셀 수도관을 사용하니 어싱이 되지 않는다. 반면, 철제 수도꼭지 내부에는 수돗물이 채워져 수도꼭지와 닿아 있고, 이 수돗물은 땅속에서 접지된 철제 대형 수도관 속을 흐른다. 그러므로 수도꼭지에 연결하면 어싱이 가능하다. 하지만 옥상의 대형 플라스틱 저수조에 연결된 수도 시설의 수도꼭지는 어싱이 되지 않는다. 플라스틱이라는 부도체의 저수조가 땅과 전기적으로 단절되어 있기 때문이다.

Q 어싱 용품을 자기장 치료를 위한 자석 매트와 함께 사용해
도 되는가?

A 자기장은 어싱을 방해하지 않는다.

자석 매트 위에 어싱 시트나 패드를 사용해도 아무런 문제가 없
다. 자기장은 어싱을 방해하지 않는다. 당연한 말이지만 자석 매
트 아래에 어싱 용품을 놓으면 안 된다. 어싱 용품과 맨살이 접촉
해야 하기 때문이다. 어싱 시트나 어싱 패드를 자석 매트 위에 놓
고서 사용해야 한다. 이렇게 사용해도 자석 매트의 자기장 효과
를 방해하지 않는다.

Q 어싱을 하면 따뜻함이 느껴진다?

A 어싱을 하면 체온이 올라간다.

이는 정상적인 반응이다. 몸이 어싱 상태에 있을 때는 체온이 올라간다. 어싱은 적혈구의 제타전위(미세한 입자 표면에서의 전위차)를 조절하여 입자 반발력을 올린다. 이로 인하여 뭉친 적혈구들은 서로 밀어내며 분산하고, 이렇게 분산된 적혈구로 인하여 혈액의 뭉침이 줄어든다. 이로써 혈액순환이 좀 더 빨라지며 모세혈관 구석구석 혈액이 쉽게 전달된다. 피가 돌면 인체의 생리 대사가 상승하며 체온이 오른다. 평소 체온이 낮은 사람일수록 이런 감각을 더 잘 느낀다.

★
25

Q 반려동물에게 어싱을 해줘도 되는가?

A 반려동물에게도 어싱은 도움이 된다.

필자가 수년 전에 어싱 비즈니스를 처음 시작했을 때 일이다. 방석 크기의 어싱 패드를 구입한 소비자가 집에서 키우는 고양이 두 마리가 방석 패드 위에 앉아 있는 사진과 함께(아쉽게 분실) 사연을 보내온 적이 있다. 두 고양이가 사이가 나빠서 한 공간에 있지 못하고 평소에도 최대한 멀리 떨어져서 지낸다고 한다. 그런데 어느 날 보니 놀랍게도 좁은 어싱 방석 위에 고양이가 두 마리가 함께 앉아 있는 것을 보았다. 신기하기도 하여 가만히 관찰해 보니 방석 위에서 서로 등 돌리고 냉랭하게 앉아 있는 것이었다. 아마도 어싱 상태가 좋아서 방석 위에 앉아는 있지만, 서로 싫은 마음에 등은 돌리고 있는 것으로 보인다는 재미있는 사연이었다.

해외 사례를 보면 반려동물들이 어싱을 좋아하고 건강을 회복한 사례들이 많다. 반려동물도 실내에서 생활하면 땅과 접촉이 떨어진다. 감각적으로 예민한 동물들은 알려주지 않아도 어싱이 자신

들에게 매우 좋다는 것을 안다. 어싱은 반려동물의 건강에도 좋

은 역할을 한다.

Q 좋은 어싱 용품은 어떤 것인가?

A 안전성과 내구성이 있는 어싱 제품이 좋다.

다음의 세 가지 조건을 갖추면 좋은 어싱 용품이라 할 수 있다. 첫째로 안전해야 한다. 어싱 용품은 접지선과 어싱 용품 사이를 연결하는 어싱선을 사용한다. 이 어싱선에 역전류를 방지하는 안전 저항이 필수로 설계되어야 한다. 둘째로 어싱 용품의 표면 저항이 10킬로옴 이하로 유지되어야 한다. 그래야 어싱 용품 표면에 많은 전자가 모인다. 이론적으로는 100킬로옴까지는 무방하다. 셋째로 세탁을 할 때마다 어싱 기능이 떨어지면 안 된다. 현재 판매되는 어싱 용품 중 상당수가 세탁 내구성이 떨어지는 것이 문제다.

Q 어싱 제품에 전기 콘센트와 땅을 이용해 이중으로 어싱해도 괜찮을까?

A 이중 어싱은 '그라운드 루프'를 초래해 위험하다.

어떤 사람들은 어싱의 효과를 더 높인다고 생각하여 다음과 같이 이중으로 어싱을 한다. 어싱 용품에 전기 콘센트 접지선을 이용하여 연결하고, 여기에 더하여 땅으로 접지선을 하나 더 연결한다. 즉 어싱 용품에 전기 콘센트 접지선과 땅을 이용한 접지선을 같이 연결한 것이다.

이것은 위험하다. 이렇게 사용하면 두 접지선을 통하여 그라운드 루프 ground loop라는 전기적 상태가 어싱 용품에 형성된다. 그라운드 루프는 어싱 용품에 전류가 흐를 수 있는 폐회로를 만든다. 정상적인 환경의 접지선은 그라운드 루프가 형성되어도 쇼크를 일으킬 만한 전류가 흐르지는 않는다.

그러나 집 주변에 벼락이 치거나 해서 순간적이나마 고압의 '서지 전압 surge voltage'이 발생하면 쇼크를 일으킬 수 있는 역전류가 어싱 용품을 통하여 인체로 들어올 수 있다. 절대 조심해야 한다. 어싱 효과를 더 보려다 화를 자초하는 꼴이다.

위와 같은 이유로 실내에서도 두 개의 전기 콘센트 접지선을 이용하여, 두 개의 어싱선을 하나의 어싱 용품에 연결하면 안 된다. 하나의 어싱 용품에는 하나의 어싱선만 연결한다. 하나의 어싱선에 어싱 용품 여러 개를 연결하는 것은 문제없다.

어싱, 생명을 살리는 접속

Q 구리선(전선)을 손목에 감고 전기 콘센트 어싱을 해도 되는가?

A 안전 저항 없는 구리선만으로는 안전하지 않다.

어싱 용품과 접지선을 연결하는 상품용 어싱 선에는 혹시 모를 서지 전압으로 인한 안전사고를 예방하는 안전 저항이 내장되어 있다. 전기 지식이 없는 일반인이 단순하게 어싱선 대용으로 구리선만 이용하여 전기 콘센트 어싱을 하면, '서지surge 전압'으로 인한 안전사고를 당할 수 있다. 단순 구리선에는 안전 저항이 없기 때문이다. 단순 구리선을 이용하여 땅에다 연결하여 사용해도 마찬가지다. 이러한 일은 보통의 상황에서는 일어나기 드문 일이지만, 그러나 누가 알겠는가, 내 집 주변 가까이에 언제 벼락이 칠지? 그리고 전기 환경은 매우 변수가 많다. 그러니 무조건 조심해야 한다.

★
29

Q 접지 전환 콘센트 사용은 위험한가?

A 건강을 위한 어싱은 접지선을 이용해야 한다.

접지 전환 콘센트의 중성선을 이용한 어싱은 위험하다. 접지 설비가 되지 않은 건물의 전기 콘센트에 인위적으로 접지 라인을 만들기 위하여 사용하는 콘센트가 접지 전환 콘센트다. 이것을 이해하려면 교류 전기 시스템의 전류 흐름을 이해해야 한다. 일반적인 상식으로는 전기선의 두 가닥 전선 중 하나는 +, 또 하나는 -, 이렇게 알고 있다. 그러나 이러한 구조는 직류 전기 시스템의 구조다. 교류 전기 시스템의 전기선 두 가닥 중 하나는 전류가 흐르는 핫선^{hot line}이고, 나머지 하나는 전류가 흐르지 않고 땅과 연결된 중성선이다. 중성선은 일종의 접지선이다.

전류는 전위차로 흐르기 때문에 핫선은 220V고, 중성선은 0V이다. 이러한 전압의 차이가 전류를 흐르게 하는 동력이 되는 것이다. 우리가 사용하는 교류 전기 시스템에서 전기 콘센트의 전기선은 핫선, 중성선, 접지선, 이렇게 세 가닥의 전선이 있다. 건

어싱, 생명을 살리는 접속

강을 위한 어싱에는 접지선을 사용해야 한다. 중성선도 접지가 되어 있으니 여기에 어싱을 해도 되겠거니 하고, 이러한 중성선을 이용하는 접지 전환 콘센트를 사용하면 안 된다. 중성선은 이론적으로 0V이지만 실제적으로는 1~10V의 전압이 측정된다. 그렇기 때문에 사용하면 안 된다.

★
30

Q TV 단자에 어싱을 해도 되는가?

A TV 단자 어싱은 권하지 않는다.

정상적인 TV단자는 접지가 되어 있다. 유선방송의 TV 선을 다양한 전자파 간섭에 의한 노이즈로부터 보호하기 위하여 TV단자에도 접지 설비가 되어 있다. 이러한 접지된 TV 단자를 이용한 어싱도 가능하다. 그러나 필자는 권하지 않는다. TV 전파도 일종의 전자기 신호다. 미세 에너지 차원에서 TV 방송 전자기 신호는 인체에 유익하지 않은 정보가 실린 전자기파를 방사한다. 이것은 과학적으로는 인정되지 않지만, 직관적으로는 에너지 의학에서 말하는 '추정 가능한 에너지'의 영향을 받을 수 있다. 추정 가능한 에너지라는 것은 현재의 과학으로는 증명하지 못하지만, 체험적으로는 증명할 수 있는 에너지를 말한다.

★ 31

Q 고층 건물은 땅과 연결해야 하는가?

A 고층 건물이라고 해서 땅과 연결할 필요는 없다.

어싱 용품을 제작하여 판매하는 회사라고 해서 모두가 어싱 원리를 정확하게 알고 있다고 오해하면 안 된다. 필자는 어싱에 대하여 수년 동안 공부하면서 우리나라 어싱 관련 사업자들의 어싱 지식을 살펴보았다. 그중에는 잘못된 어싱 원리를 말하는 사업자들도 있었다. 이들의 틀린 정보 중 하나는 다음과 같다. 그들은 이렇게 말한다. "고층 건물은 땅보다 접지가 약하기 때문에 전기 콘센트를 이용하면 안 된다. 접지선을 외부로 내려서 땅에다 직접 접지봉이나 접지판을 설치하여 어싱을 해야 한다."

이것은 매우 잘못된 견해다. 실제로는 어싱을 위한 콘센트 접지 연결은 고층이든 1층이든 별 차이가 없다. 전자의 흐름은 빛과 같다. 100층에서 전등이 들어오는 것이, 1층에서 전등이 들어오는 것보다 느린가? 절대 그렇지 않다. 그렇기 때문에 100층의 전기 콘센트를 이용해도 어싱에는 아무런 문제가 되지 않는다.

Q 고압전력이 지나가는 주위에서 어싱을 하면 어떤가?

A 고압전력이 지나가는 곳에서 맨발 걷기는 위험하다.

고압선이 지나가는 아래, 고압전력 시설이 있는 주변에서는 맨발 걷기를 하지 않는다. 이런 장소 주변은 신발을 신고도 오래 머물지 않는 것이 좋다. 고압선이나 고압전력 시설이 있는 주변은 높은 수치의 강력한 전자기장이 형성되어 있다. 강력한 전자기장이 몸으로 흡수되면 유도전압을 형성하고, 형성된 유도전압은 유도전류를 발생하여 접지된 맨발을 통하여 땅으로 흘러간다.

이때, 전기 감전 현상이 몸에서 일어난다. 특히 심장 박동기를 지니고 있는 사람은 위험하다. 고압전력 시설의 주변 땅에는 전류가 예기치 않게 땅으로 흘러서 생기는 지락전류地落電流, ground falut current가 흐르는 땅도 있을 수 있다. 이런 곳에서 맨발로 걸으면 감전 위험이 있다. 위와 같은 장소에서는 최소 100~300미터 이상은 벗어나야 한다.

Q 천둥과 번개가 칠 때 실내 어싱을 해도 되는가?

A 천둥과 번개가 칠 때는 어싱을 하지 않는 것이 좋다.

번개가 땅으로 내려치면 고압의 번개 전류는 땅으로 퍼져 사라진다. 이러한 번개가 내가 사는 집으로 직접적으로 내려칠 때나 내 집 주변으로 가깝게 내려칠 때가 있다. 이때에도 번개의 전류는 집의 철물 배관이나 케이블 TV 회선, 전기 설비의 접지선 등을 타고 땅으로 퍼져서 사라진다.

그러나 만에 하나 예외라는 것이 있다. 역전류 현상으로 번개의 전류가 집 안의 접지선이나 전력선으로 타고 들어올 수 있다. 요즘은 이러한 번개와 같은 충격 전류를 방어하는 장치가 집 안의 전기 설비에 모두 부착되어 있다. 하지만 이것이 알 수 없는 이유로 작동하지 않을 수도 있다. 전기 현상은 워낙 가변성이 많기 때문이다.

올바른 어싱 용품에는 역전류를 방어하는 안전 저항을 어싱선에 모두 설계하여 넣는다.(안전 저항이 없는 어싱선도 있다. 조심!) 번개의 역전류가 어싱선으로 들어올 때, 어싱선의 안전 저항이 끊어지면서 어싱하는 사람을 보호한다.

그래서 올바른 어싱선을 사용한다면 역전류 안전사고를 걱정할 필요는 없다. 하지만 어싱선이 역전류를 먹어서 못 쓰게 된다면, 어싱선을 재구입해야 한다. 필자는 위와 같은 이유로 번개가 칠 때는 어싱선을 접지선과 분리하라고 말한다. 불필요한 지출을 막는 것이다. 그러니 번개가 치는 날은 안전한 어싱선이라도 무조건 접지선과 분리하자! 안전 저항이 있는 올바른 어싱선을 사용하면, 번개가 칠 때 어싱선을 분리하는 것을 혹시 잊어버려도 안전에 대해서는 안심할 수 있다.

34

Q 어싱 상태에서 들어오는 전류는 위험하지 않는가?

A 어싱 상태에서 인체로 유입되는 전자는 전자 본연의 속성에 따른 흐름이다.

어싱 상태에서는 땅에서 인체로 전자가 들어온다. 전자의 흐름이 전류이기에 엄밀하게 말하면 이는 땅에서 인체로 전류(전자의 흐름)가 들어오는 것이다. 그러나 이러한 전류는 전위차로 인한 전류가 아니다. 어싱 상태에서는 전위차에 의한 지속적인 전자의 흐름은 없다. 어싱 상태의 전류는 인체와 땅의 동일전위에 의한 전하의 균등화 상태에서 음극(땅)에서 양극(인체)으로 이동하는 전자 본연의 속성에 의한 전류이다. 이 전류의 세기는 일반적으로 나노 암페어(10억분의 1암페어) 미만의 극히 낮은 수준의 전류다.

인간의 몸에 흐르는 생체전류의 세기는 30~60마이크로 암페어(100만분의 1암페어)다. 이와 비교해보면 나노 암페어 수준의 어싱 전류는 인체에 무해하다는 것을 알 수 있다. 유튜브나 온라인에서는 땅에서 마치 위험한 전류가 인체로 들어오는 것처럼 호들갑을 떨며 두려움을 조장하기도 한다. 이러한 허위 정보에 휘둘리지 않으려면 정확한 정보와 지식이 필요하다!

어싱, 생명을 살리는 접속

Q 어싱 용품을 설치하는 데 전기기술자가 필요한가?

A 콘센트에 접지 설비가 갖추어져 있으면 자가 설치하면 된다.
첫째, 콘센트 접지 테스트기를 사용해서 주택에 접지 설비가 갖
추어져 있는지 확인한다. 보통 어싱 용품에 콘센트 접지 테스트
기가 포함되어 판매된다. 확인 결과 콘센트에 접지 설비가 갖추
어져 있다면, 아무런 어려움 없이 어싱 용품 설명서대로 사용하
면 된다.

둘째, 만약에 콘센트 접지 테스트기로 확인했는데 주택에 접지
설비가 되어 있지 않다면, 전기 기술자를 불러서 주택의 접지 설
비를 갖추고 어싱 용품을 사용해야 한다. 주택은 어싱 용품의 사
용 유무와 관계없이 꼭 접지 설비를 갖추어야 한다. 그래야 전기
전자제품을 안전하고 내구성 있게 사용하고, 누전에 의한 화재나
인체의 감전 사고를 예방할 수 있다. 이는 주택이 반드시 갖추어
야 할 매우 중요한 전기 안전시설이다.

셋째, 주택에 접지 설비를 돈 들여서 할 형편이 안 된다면, 땅에

접지봉을 박고 여기에 어싱선을 연결하여 어싱 용품을 사용한다. 이것은 전기기술자가 필요하지 않은 매우 쉬운 일이니 어싱 용품 구입처의 안내를 받아서 실행하면 된다.

Q 어싱 용품 사용 시 감전될 수 있는가?

A 실내 어싱은 감전되지 않는다.

감전이라는 것은 인체와 전류가 직접 접촉할 때 일어나는 현상이다. 실내에서 사용하는 어싱 용품은 전기를 사용하지 않는다. 그러므로 감전될 수 있는 조건이 안 된다. 어싱 용품에 연결된 어싱선은 콘센트의 접지핀에 연결된다. 이 접지핀은 접지선과 연결되고 접지선은 배전함의 접지 단자를 통하여 외부의 땅속으로 연결된다. 이 과정에서 어디에도 전기와 연결되지 않는다. 그러니 전기 안전사고에 대한 두려움을 가질 이유가 전혀 없다.

여러분 가정에서 사용하는 전기장판과 같은 온열 제품을 살펴보자. 이것들은 제품 자체의 내부 열선에 220V의 전기가 흐른다. 이것을 깔고 그 위에 누워서 사용한다. 무서워서 사용하지 못하는가? 그렇지 않다. 어싱 용품은 이와 다르게 아예 전기는 사용하지 않는다. 그러니 전기 콘센트에 연결해서 사용한다고 감전 위험이 있다거나 전기와 어떤 식으로든지 연결된다고 생각하지 말자.

Q 어싱을 하면 명현반응이 오는가?

A 명현반응은 보통 1~2주 안에 사라진다.

명현반응瞑眩反應은 어떠한 건강식품이나 천연 약제 복용 또는 침 치료나 그 밖의 자연치유를 받을 때, 일시적으로 증세가 악화되는 현상을 말한다. 호전반응이라고도 한다. 명현반응은 인체 전체의 치유가 이루어질 때 주로 나타난다. 건강이 나쁠수록 강하게 온다.

증상으로는 예전에 아픈 곳이 다시 아프다거나 기분이 저하된다거나 피로감, 불쾌감, 두통, 독감 증상, 몸살이 난다거나 하는 여러 증상이 있다. 근육 경련이나 수면장애도 나타날 수 있다. 명현반응은 인체 건강의 전체적인 정상화 과정 중에 나타나는 자연스러운 반응이다. 명현반응이 지속되는 기간은 사람마다 다르지만 보통 1~2주 사이에 사라진다.

어싱은 혈액순환 개선, 염증 제거, 산소 공급, 전자기적 독소 제거, 활성산소의 중화와 같은 다양한 효과를 인체에 일으킨다. 이러한 효과로 인해 인체의 자연치유력을 상승시키며 전반적으로 건강 상태를 좋게 한다.

그렇기 때문에 어싱이 특정한 질병을 치료하는 것은 아니지만, 사람에 따라서 다양한 병증이 개선되고 때로는 치유되기도 한다. 이러한 과정에서 명현반응이 충분히 올 수 있다. 견디기 어려울 때는 잠시 쉬거나 시간을 줄여 몸 상태를 조절하면서 어싱을 실천한다. 두려워 말자. 땅과 맨살을 접촉한다고 무슨 큰 위험이 있겠는가?

Q 어싱을 하면 따끔거린다?

A 따끔거리는 현상도 보통 일주일 안에 사라진다.

첫째, 이 문제는 매우 중요하다. 정확하게 이해하고 어싱해야 한다. 전기 에너지 감수성이 예민한 사람들이 있다. 이런 사람은 처음 어싱을 실천할 때 실외의 맨땅을 밟아도 몸에서 따끔거리는 경우가 있다. 실내에서 어싱 용품을 사용할 때도 당연하게 따끔거림을 느낀다.

이러한 따끔거림은 보통 일주일 정도 지나면 사라진다. 피부의 따끔거림은 혈액순환 개선이 이루어진다거나 생체 전기적인 흐름이 개선될 때 느껴지는 것으로 추정된다. 일주일 이내로 없어지는 이러한 따끔거림은 어싱 효과로 인한 긍정적인 신호로 볼 수 있다.

둘째, 그러나 부정적인 따끔거림이 있다. 실내에서 어싱 용품을 사용할 때 주로 일어난다. 일주일 이내로 따끔거림이 사라지지 않고 계속 일어나며 몸의 컨디션이 오히려 떨어진다. 이를 명현 반응이라고 착각하지 말아야 한다. 실내 어싱 환경을 잘 살펴보자.

우리가 생활하는 실내에서는 각종 전기 전자제품을 사용한다. 이 과정에서 전자파가 실내로 방사된다. 실내 전력의 소모가 특별하게 많아서 전자파가 많이 방사되는 환경에서는, 어싱으로도 다 막지 못한다.

이때 유도전압에 의한 유도전류의 흐름이 인체의 따끔거림을 유발한다. 그렇기 때문에 이러한 환경에서는 전력 소모를 낮추고 전자파 환경을 개선한 다음에 어싱을 실천해야 한다. 그러나 보통 가정에서는 높은 수준의 전자파 방사가 없으니 크게 걱정할 필요는 없다.

Q 전기장판, 온열매트 사용 시 따끔거리는 현상은?

A 전기온열 제품을 이용할 때는 안전 인증을 받았는지를 꼭 확인한다.

사실, 실내에서 어싱 용품을 사용할 때 따끔거리는 현상은 거의 대부분 온열매트와 전기장판, 온열침대 등을 사용할 때 나타나는 현상이다. 이러한 제품에 어싱 시트나 패드를 깔고 사용하면 유도전류 현상에 의한 방전이 일어나면서 따끔거린다.

대부분 전기온열 제품들은 전자파 안전 인증을 받은 제품 이외에는 모두 기준치 이상의 전자파가 나온다. 이런 제품들은 인체 가까이서 사용하기에 전자파의 영향을 특별히 더 받을 수밖에 없다.

전기온열 제품을 구입할 때는 EMF 전자파 안전 인증을 받은 것을 구입해야 한다. EMI, EMS, EMC, 전자파 안전 인증은 인체 유해성 안전 인증이 아니다. EMF 인증은 전기장 10V/m 이하, 자기장 2mG 이하의 인체 안전 기준을 통과한 인증이다. 많지는 않지만 EMF 인증 제품에서도 기준 이상의 전자파가 검출되는 경우가 있으니 조심할 필요가 있다. 온열 제품 구입 시에 전자파가 아예 나오지 않는 직류 전기 온열 제품 구입을 권한다.

그러면 어떻게 해야 하는가? 기존 온열 제품을 사용하지 않는다. 기존 온열 제품을 사용해야 한다면 1차 전기장 전자파를 제거하고 어싱 시트나 매트를 사용하면 이런 현상은 없어진다. 그러면 1차 전기장 전자파는 어떻게 제거하는가? 이는 실물을 놓고서 설명해야 하기에 지면으로 설명하기는 어렵다. 필자는 이에 대해 유튜브 동영상으로 설명할 계획이다.

40

Q 어싱 용품에서 정전기가 일어났다?

A 정전기는 발생할 수 있다.

정전기 방전 현상은 대개 건조한 계절에 일어날 수 있다. 어싱 용품과 일반 담요나 이불이 마찰하면 마찰 전기의 발생으로 정전기가 일어날 수 있다. 또 정전기가 쌓인 인체의 맨살과 어싱 용품이 닿아도 순간적으로 정전기 방전 현상이 일어난다. 이 역시 인체에 발생한 정전기가 전도체인 어싱 용품에 닿으면서 순간적인 방전 현상이 일어난 것이다.

금속 손잡이나 자동차 손잡이를 만졌을 때 일어나는 정전기 방전 현상과 동일하다. 이는 어싱 용품의 사용과는 관계없는 일상적인 정전기 현상이다.

어싱, 생명을 살리는 접속

Q 어싱 용품을 사용할 때, 순간적으로 미세 감전이 일어난다?

A 특별히 전자파에 예민한 사람은 어싱이 힘들 수 있다.

어싱 용품을 사용할 때 순간적으로 일어나는 미세 감전 현상은 일시적인 고주파성 전자파의 과도한 노출로 인한 유도전류 현상이다. 이는 접지 시스템을 잘 갖춘 일반적인 주택의 전자파 환경에서도 일어날 수 있는 일이다. 주택의 전자기적 환경은 워낙 변수가 많아서 이런 현상이 일어날 수 있다. 어싱 중에 이러한 일시적인 순간 감전은 누구나 느끼는 감각이 아니다.

일반인들은 관계없는데 특별히 전자파에 예민한 사람이 겪는 전자파 과민증[EHS]이라는 질환이 의심되는 사람이 겪을 수 있는 현상이다.

이런 현상을 자주 느끼는 사람은 전기 콘센트를 사용하여 접지하지 말고 땅에 직접 접지해서 어싱한다. 이런 순간적인 감전 노출은 일상적인 정전기 방전과 같기 때문에 두려워할 필요가 없다. 전자파 과민증이 없는 일반인은 무시해도 된다.

42

Q 전기 콘센트를 이용한 어싱을 하면 더 피곤하다?

A 전자파 감수성이 높은 사람은 어싱을 자제한다.

사람들 중에는 전자기적 파동에 예민한 사람들이 있다. 이를 전자파 감수성이라 한다. 전자파 감수성이 높으면 전자파 과민증이라는 질환으로 발전하기 쉽다. 전기 콘센트의 접지선은 전력선과는 연결되어 있지 않다. 그러나 전기 배관 속에 전력선과 함께 설비되어 있다.

이런 상태에서는 접지선이 전력선에 흐르는 이른바 불량 전기인 고조파高調波, harmonic wave 파동의 영향을 받을 수 있다. 이론적으로는 전자파 감수성이 높은 사람은 접지선을 통하여 고조파 파동의 영향을 받을 수 있다. 이런 경우는 전기 콘센트의 접지선을 이용하지 말고 실내의 수도꼭지를 이용하거나 실외의 땅에다가 직접 어싱을 실천한다.

Q 자작 어싱 용품 만들 때 주의할 점은?

A 반드시 어싱선에 전기 저항을 넣어야 한다.

어싱의 원리는 간단하다. 그렇다 보니 손재주가 조금만 있어도 간단한 어싱 용품을 만들어서 사용할 수 있다. 어싱 용품을 만들어서 사용하는 데 위험은 없다. 다만, 한 가지만 명심하자. 반드시 일정한 전기저항을 넣은 어싱선을 만들어서 사용한다. 만에 하나 모를 역전류 안전사고를 예방해야 한다.

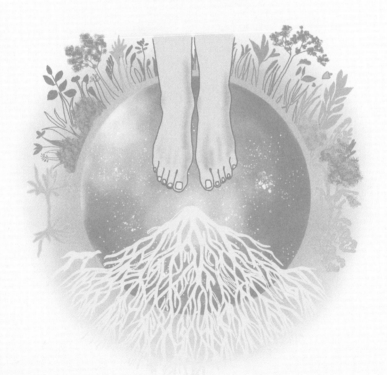

어싱을
이해하기 위해
필요한
전자기 상식

전기의 발견

어싱의 전자기적 치유 원리를 이해하려면 전문적인 전자기電磁氣 지식은 필요 없다. 다만 기초적인 전자기 지식 정도는 알고 있어야 원리를 이해할 수 있다. 어싱의 원리는 기본적으로 전기의 원리를 따르기에 인류가 사용하는 전기 역사에 대하여 간략하게 살펴보자. 전기의 역사는 다음과 같다.

탈레스Thales는 기원전 6세기에 생존한 그리스의 철학자이다. 밀레토스 학파의 창시자로서 아리스토텔레스는 탈레스를 '철학의 아버지'라고 하였다. 어느 날, 탈레스는 송진松脂, resin이 화석

화된 물질인 호박琥珀을 천으로 문지르다 호박 표면에 머리카락이나 먼지 등이 끌어당겨지는 현상을 발견한다. 이것은 오늘날 정전기라고 정의된 전기현상이다. 탈레스의 시대에는 이러한 전기현상이 전기와 자기의 상호작용에 의한 전자기력이라는 사실을 알 수 있는 과학적인 지식이 없었다. 그래서 고대 사람들은 마찰 전기가 물체를 끌어당기는 현상만을 관찰할 수 있었을 뿐, 정전기 유도와 같은 개념은 이해하지 못했다.

이렇게 전자기학이 최초로 발견된 이후 오랜 시간이 흘러 16세기에 영국의 물리학자이며 의사인 윌리엄 길버트William Gilbert, 1544년~1603년가 전기를 연구하는 학문인 전자기학電磁氣學을 본격적으로 시작한다. 명성이 자자한 성공한 내과 의사였지만 화학에도 관심이 많았던 길버트는 전기와 자기에 대한 연구를 시작하였다. 자기에 대한 철저한 탐구로 물리학의 역사에 거대한 발자취를 남긴 길버트는 18년 동안 연구한 끝에 1600년에《자석에 관하여》라는 총 여섯 권의 책을 라틴어로 출판하였다.《자석에 관하여》제2권에 전기에 관한 연구가 실려 있다.

이러한 길버트의 연구와 업적을 기반으로 전자기학이라는 분야가 생겨나고 이후에 18세기와 19세기를 거쳐서 수많은 과학자들의 연구와 업적으로 전자기학의 놀라운 발전이 이루어졌다. 전자기학은 현대 과학 문명과 산업 문명의 초석이 되었다.

직류와 교류

전기는 직류 전기와 교류 전기가 있다.

직류 전기는 전기가 흐를 때 플러스와 마이너스의 두 방향이 바뀌지 않고 한 방향으로 계속 흐르는 것을 말한다. 직류는 플러스와 마이너스의 두 극성이 고유하게 유지된다. 직류는 시간에 관계없이 전류의 세기와 방향이 일정한 특성을 가진다.

교류 전기는 전기가 흐를 때 플러스와 마이너스의 두 방향이 계속해서 바뀌면서 흐르는 것을 말한다. 교류는 플러스와 마이너스의 두 극성이 계속해서 바뀐다. 교류는 시간에 따라 전류의 방향과 세기가 달라지는 특성이 있다. 인체의 생체전류와 자연계의 모든 전류는 직류 시스템이고, 인간이 만들어 사용하는 전류는 교류 시스템이다.

우리가 일상적으로 사용하는 전기는 발전소에서 집으로 올 때 교류 전기 시스템으로 온다. 이 전기는 1초에 60번 플러스와 마이너스의 극성이 바뀌는 교류 전기다. 1초에 60번(60Hz)의

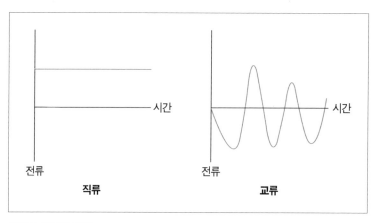

직류와 교류의 차이

진동수를 갖는다. 직류 전기는 발전소에서 집까지 올 때 전압이 점진적으로 내려가기에 전력의 손실을 가져온다.

그래서 직류 시스템은 전기 사용을 위한 상용화와 산업화가 이루어지지 못하였다. 교류 전기는 발전소에서 집으로 올 때 중간에 승압시설을 거쳐서 전압을 높임으로써 전력의 손실을 줄일 수 있다.

이러한 이유로 교류 전기 시스템은 현대 전기 문명의 기반이 되었다. 그러나 편리성과 사업성을 충족하는 교류 전기는 단점이 있다. 바로 전자파를 방출한다는 사실이다. 교류 전기는 시간에 따라 전류의 방향과 세기가 주기적으로 달라진다. 전압이 플

어싱, 생명을 살리는 접속

러스 방향과 마이너스 방향으로 1초에 60번씩 바뀌면서 극저
주파의 전자기 파동을 만들어낸다. 많이 알려지지는 않았지만
이러한 극저주파의 전자파도 인체에 유해한 작용을 하는 전자
파 중 하나이다.

　교류 전기 시스템의 환경 속에서 살아가는 인체는 교류 전기
전자파의 영향을 받지 않을 수 없다. 우리는 전기를 사용하지 않
을 수 없는 생활환경에서 살고 있다. 깊은 산속이나 섬에서 전기
없이 사는 환경이 아니고서는, 교류 전기 시스템에서 나오는 생
활 전기 전자파의 노출을 피할 수 없다. 어싱은 일반적인 환경의
교류 전기 전자파를 거의 대부분 방어할 수 있다. 직류 전기는
시간에 따라 전류의 방향과 세기가 일정하기에 인체에 유해한
전자기인 파동을 만들어 내지 않는다.

원자의 구조

　더 이상 쪼갤 수 없는 물질의 가장 최소 단위는 원자原子다. 원
자는 중성자中性子, 양성자陽性子, 전자電子라는 소립자素粒子로 이루
어졌다. 전기적 성질(전하)로 중성자는 중성(±), 양성자는 양성

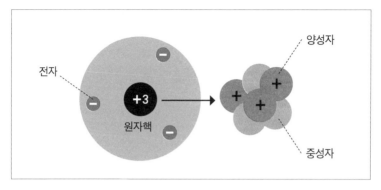

원자의 구조

(+), 전자는 음성(−)을 띠고 있다.

양성자는 중성자와 함께 뭉쳐서 원자핵을 구성한다. 전자는 원자의 주위를 궤도운동한다. 양성자는 중성자와 원자핵 상태로 고정되어 있다. 극성이 다른 양성자와 전자 사이에는 서로를 끌어당기는 인력이 작용한다. 극성이 같은 전자와 전자, 양성자와 양성자 사이에는 서로 밀어내는 척력이 작용한다.

전자기력, 전하, 자유전자

같은 극성일 때는 밀어내고 다른 극성일 때는 끌어당기는 힘을 전자기력電磁氣力이라 한다. '+'와 '-'적인 극성을 띤 전기적 특성을 전하電荷라고 하며 보통 음전하, 양전하로 표기한다. 전하는 모든 전기 현상의 기반이 된다. 전자는 원자핵의 가장 바깥쪽에 존재하는 최외각전자valence electron, 원자핵에 구속되어 있는 구속전자bound electron, 원자핵에서 벗어나 자유롭게 이동하는 자유전자free electron가 있다.

원자의 궤도에 있던 전자는 열, 마찰, 빛 등으로 인하여 원자핵의 인력에서 자유롭게 이탈할 수 있다. 원자핵의 인력에서 자유롭게 이탈한 전자를 자유전자라고 한다. 자유전자는 다른 원자와 상호작용하여 분자의 화학적 특성이나 반응을 결정할 수 있다. 구속전자는 원자를 벗어나지 못하기에 다른 원자나 분자에 영향을 줄 수 없다. 자유전자는 외부로부터 구속을 받지 않는 독립된 상태의 전자다.

이 자유전자가 어싱 치유를 일으키는 핵심이다. 전자는 -극에서 +극으로 흐른다. 자유전자가 무한대로 퍼져 있는 지표면은 -극이고 상대적으로 인체는 +극이다. 지표면에는 이러한 자유전자가 무한대로 존재한다. 지표면에 있는 -극의 자유전자가 +극인 인체로 이동함으로써 어싱 치유가 일어나게 된다.

전류, 전기, 자기, 정전기, 방전

전류는 음전하를 가진 자유전자의 이동이다. 각각의 방향으로 자유롭게 활동하는 자유전자들이 특정 조건 속에서 한 방향으로 흐르는 상태를 전류라고 한다. 전기는 전기력과 자기력이 함께 일으키는 총체적인 에너지 현상이다.

자기磁氣는 금속을 끌어당기는 에너지로 N극과 S극이 존재한다. 전기는 언제나 자기를 동반한다. 그러나 자기는 자석처럼 전기 없이 홀로 존재할 수도 있다. 정전기는 물체에 전하가 축적되어 있는 상태를 말한다. 이 상태를 대전帶電이라고 한다. 대전된 정전기가 전도체電導體를 만나면 흘러서 사라지는 현상을 방전放電이라고 한다.

건조한 계절에 금속 손잡이를 잡으면 순간적으로 일어나는 불꽃 스파크 현상이 흔하게 관찰되는 정전기 방전 현상이다. 자연계의 대표적인 정전기 방전 현상은 번개다. 정전기와 상대적으로 전류는 동전기動電氣라 할 수 있다.

어싱, 생명을 살리는 접속

저항, 전위, 전압

저항은 자유전자의 이동, 즉 전류의 흐름을 막는 성질을 말한다. 저항의 단위는 옴Ω을 사용한다. 물질은 저항이 낮아서 전류의 흐름을 잘 받아들이는 물질에서부터 저항이 높아서 전류의 흐름을 방해하는 물질로 나누어질 수 있다. 전위電位는 전기장이 작용하는 범위 내의 두 지점의 위치 에너지를 말한다. 두 지점 사이에는 전위가 높은 곳이 있고 전위가 낮은 곳이 있는데 이것을 전위차電位差라고 한다. 이러한 전위차로 생긴 압력을 전압이라 한다. 전압은 전류를 흐르게 하는 능력이라 할 수 있다. 전압의 단위는 V볼트를 사용한다.

전도체, 부도체, 반도체

전도체는 전기가 흐르기 쉬운 물질을 말한다. 자연계에서는 금속 종류가 가장 전도성이 좋으며 그중에서 은銀이 제일 전기가 잘 통한다. 구리도 전도성이 높아 전력선으로 많이 사용한다. 인체도 전도체이기에 전기와 접촉하면 몸으로 전기가 흐른다. 부도체不導體는 전도성이 없어서 전기가 흐르지 못하는 물질이다. 일반적으로 플라스틱, 고무, 유리, 마른나무 등이다. 반도체半導體는 전도체와 부도체의 중간 상태로 낮은 온도에서는 부도체로 상온에서는 전도체로 작동한다.

어싱, 생명을 살리는 접속

- 다니엘 호웰, 《신발이 내 몸을 망친다》, 청림Life.

- 로버트 베커 외 1명, 《생명과 전기》, 정신세계사.

- 리처드 거버, 《파동의학: 놀라운 에너지 치료법》, 에디터.

- 샐리 에이디, 《우리 몸은 전기다》, 세종서적(주).

- 야마노이 노부루, 《수소와 전자의 생명》, 일본판.

- 제임스 오슈만, 《에너지 의학》, 한솔.

- 조너선 로즈 외 1명, 《발의 신비》, 정한책방.

- 클린턴 오버 외 2명, 《어싱: 땅과의 접촉이 치유한다》, 히어나우시스템.

- 포레스트 카터, 《내 영혼이 따뜻했던 날들》, 아름드리 미디어.

- 호리야스노리, 《모든 병은 몸속 정전기가 원인이다》, 전나무숲.

- 2012년 10월 3일, 국회보도자료 심상정. 김제남 공동보도자료, 〈한국 인 구의 11퍼센트인 565만 명 암 유발 가능 전자파 노출〉

- An Effectiveness of EEG Signal Based on Body Earthing Application, *Advanced Science*, 2022, 12.

- Earthing (Grounding) the Human Body Reduces Blood Viscosity — a Major Factor in Cardiovascular Disease (*The Journal of Alternative and Complementary Medicine*, Volume 19, Number 2, 2013, pp. 102~110).

- Electrical Grounding Improves Vagal Tone in Preterm Infants, *Neonatology*, 2017; 112: pp. 187~192.

- George S. White, *The Finer Forces of Nature in Diagnosis and Therapy*, 1929.

- *International Journal of Physical Education, Sports and Health*, 2016; 3(3): 06-13, Earthing Modulates Glucose and Erythrocytes Metabolism in Exercise.

- *Journal of Inflammation Research*, 2015. 8. (The Effects of Grounding (Earthing) on Inflammation, The Immune Response, Wound Healing, and Prevention and Treatment of Chronic

Inflammatory and Autoimmune Diseases)

• Patent number US-7724491-B2, Method of Treating Inflammation and Autoimmune Diseases, Ober; A. Clinton et al. 2010. 5. 25.

• Supplement to the Standard of Building Biology Testing Methods SBM-2015, Building Biology Evaluation Guidelines for Sleeping Areas.

• *The Journal Of Alternative And Complementary Medicine*, Volume 10, Number 5, 2004, pp. 767~776. (The Biologic Effects of Grounding the Human Body During Sleep as Measured by Cortisol Levels and Subjective Reporting of Sleep, Pain, and Stress)

• earthinginstitute.net

어싱,
생명을 살리는 접속

초판 1쇄 발행 2024년 8월 22일

지은이 김상운
펴낸이 김형근
펴낸곳 서울셀렉션㈜
편 집 김자영 지태진
디자인 여수정

등 록 2003년 1월 28일(제1-3169호)
주 소 서울시 종로구 삼청로 6 출판문화회관 지하 1층 (우110-190)
편집부 전화 02-734-9567 팩스 02-734-9562
영업부 전화 02-734-9565 팩스 02-734-9563
홈페이지 www.seoulselection.com

ISBN 979-11-89809-70-6 13510